北京楷祺心血管公益基金会支持

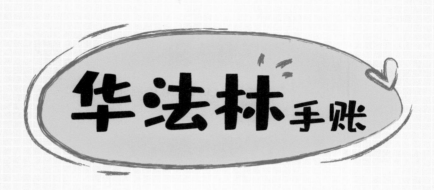

华法林手账

郑莽丽　丁　征　主编

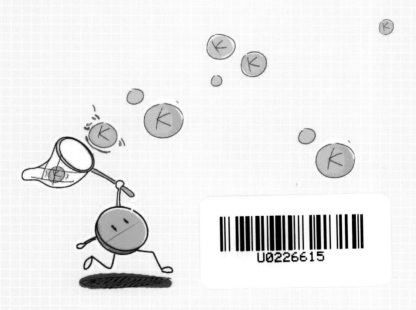

U0226615

科学技术文献出版社
SCIENTIFIC AND TECHNICAL DOCUMENTATION PRESS

·北京·

图书在版编目（CIP）数据

华法林手账 / 郑英丽，丁征主编. —北京：科学技术文献出版社，2022.6
（2025.5重印）

ISBN 978-7-5189-9074-0

Ⅰ.①华… Ⅱ.①郑… ②丁… Ⅲ.①抗凝血药—临床应用—手册
Ⅳ.① R973-62

中国版本图书馆 CIP 数据核字（2022）第 058596 号

华法林手账

策划编辑: 胡 丹　责任编辑: 胡 丹　责任校对: 张永霞　责任出版: 张志平

出 版 者	科学技术文献出版社
地 址	北京市复兴路15号　邮编　100038
编 务 部	（010）58882938，58882087（传真）
发 行 部	（010）58882868，58882870（传真）
邮 购 部	（010）58882873
官 方 网 址	www.stdp.com.cn
发 行 者	科学技术文献出版社发行　全国各地新华书店经销
印 刷 者	北京虎彩文化传播有限公司
版 次	2022 年 6 月第 1 版　2025 年 5 月第 4 次印刷
开 本	880×1230　1/32
字 数	58千
印 张	5.25
书 号	ISBN 978-7-5189-9074-0
定 价	48.00元

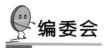

编委会

目 录

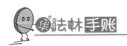

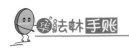

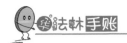

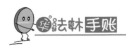

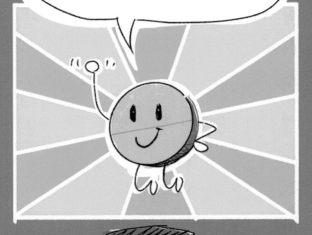
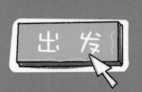

一 华法林的服用方法

1. 华法林是一种什么药?

华法林是一种抗凝药物,用于预防或治疗血栓形成。抗凝药物通常被认为是"血液稀释剂",实际上它并不能稀释血液,但能够延长血凝块形成的时间,检测血凝块形成时间的化验称为"凝血酶原时间(prothrombin,PT)"测定,但PT测定结果的差异较大,通常采用"国际标准化比值(international normalized ratio,INR)"使不同实验室和不同试剂测定的PT具有可比性,医师通常根据INR的结果调整华法林的剂量,如果INR过高,需要减少药物剂量,反之,则增加药物剂量。

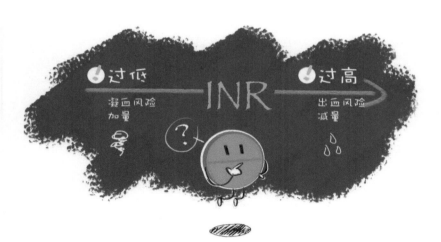

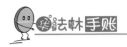

2. 什么情况下需要服用华法林？

- 预防心房颤动（简称"房颤"）患者发生脑卒中。
- 预防心脏瓣膜病、人工瓣膜置换术或瓣膜成形环植入术后患者发生血栓栓塞并发症。
- 预防深静脉血栓及肺栓塞的形成。
- 治疗已经形成的深静脉血栓及肺栓塞。
- 预防心肌梗死（简称"心梗"）后［如大面积前壁心梗、严重心力衰竭（简称"心衰"）、心腔内血栓形成等］血栓栓塞并发症。

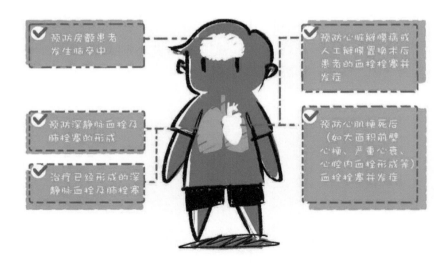

3. 华法林是如何起作用的?

　　凝血因子参与了血栓形成这一复杂的过程。凝血因子通常在肝脏合成,其中一部分凝血因子的活化需要维生素 K 的参与,而华法林正是通过干扰维生素 K 的正常作用而抑制血栓形成的。

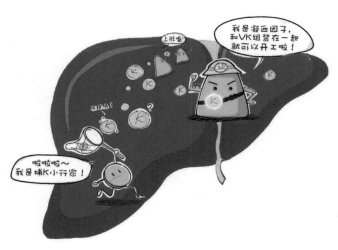

日 期	_月_日	_月_日	_月_日	_月_日	_月_日	_月_日	_月_日
	星期一	星期二	星期三	星期四	星期五	星期六	星期天
服药剂量							
INR							
饮食变化							
合并用药变化							
不良反应							

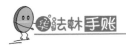

4. 刚开始服用华法林多长时间能够起效?

华法林对于已经合成的凝血因子没有抑制作用,当之前形成的活性凝血因子耗尽时,华法林的最佳抗凝效果就出现了,因此服药后通常需要 2 ~ 3 天开始发挥抗凝作用,完全发挥作用需要 7 ~ 10 天。

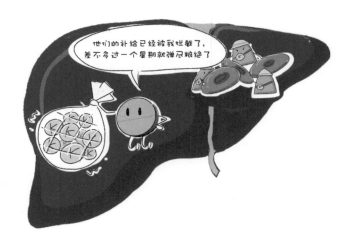

日期	_月_日	_月_日	_月_日	_月_日	_月_日	_月_日	_月_日
	星期一	星期二	星期三	星期四	星期五	星期六	星期天
服药剂量							
INR							
饮食变化							
合并用药变化							
不良反应							

5. 如何服用华法林?

- 一般情况下，华法林需要每天固定时间口服一次，医师通常会根据抽血检测的凝血功能（INR）定期调整剂量，因此需要按照医嘱定期查血、准确服药，不可自行调整剂量、漏服或多服。
- 保持稳定的饮食习惯和运动规律。
- 很多药物有可能与华法林相互作用，请不要自行随便开始或停止服用西药、中成药、草药、保健品。通常在开始服用或停止使用其他药物 3 ～ 5 天后，应检测 INR，以便及时应对可能发生的药物相互作用。

日 期	_月_日 星期一	_月_日 星期二	_月_日 星期三	_月_日 星期四	_月_日 星期五	_月_日 星期六	_月_日 星期天
服药剂量							
INR							
饮食变化							
合并用药变化							
不良反应							

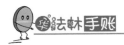

6. 服用华法林期间需要记录哪些情况？

通过建立华法林治疗卡片详细记录服药情况，有助于提高华法林的服药依从性和稳定性，另外，便于就诊时医师／药师回溯 INR 波动的原因。

华法林治疗卡片

日期	INR	服药剂量	其他	日期	INR	服药剂量	其他

注：其他包括出血／栓塞症状、漏服／多服情况、药物／饮食变化等。

7. 在什么情况下需要就诊于抗凝门诊?

通常需要按照医师/药师要求定期复诊,一些特殊情况下也需要及时就诊,如近期有出血或栓塞的症状、多次漏服、多服、严重呕吐或腹泻、加用或停用其他药物,以及近期发生急性疾病,如感染、肝肾功能异常等。

日 期	_月_日	_月_日	_月_日	_月_日	_月_日	_月_日	_月_日
	星期一	星期二	星期三	星期四	星期五	星期六	星期天
服药剂量							
INR							
饮食变化							
合并用药变化							
不良反应							

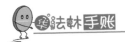

8. 每次就诊后，关于华法林自己需要明确知道哪些内容？

- 为什么需要服用华法林（抗凝适应证）。
- INR 应控制在什么范围。
- 华法林的用法用量。
- 下次查血的时间。

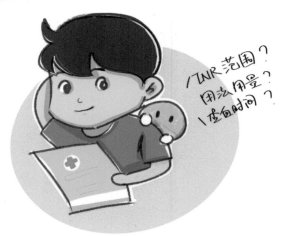

日期	_月_日	_月_日	_月_日	_月_日	_月_日	_月_日	_月_日
	星期一	星期二	星期三	星期四	星期五	星期六	星期天
服药剂量							
INR							
饮食变化							
合并用药变化							
不良反应							

9. 就诊于抗凝门诊时需要告知医师自己的哪些情况?

- 就诊时需要携带近期 INR 和其他检测（如血常规、肝肾功能、甲状腺功能等）的结果。
- 告知近期每日服用华法林的剂量，是否有漏服或多服的情况。
- 药物治疗是否有变化，包括处方药和非处方药、草药、保健品等。
- 饮食状况是否有变化。
- 体重是否有较大变化，是否有呕吐或腹泻的情况。
- 是否有出血的现象。

日 期	_月_日	_月_日	_月_日	_月_日	_月_日	_月_日	_月_日
	星期一	星期二	星期三	星期四	星期五	星期六	星期天
服药剂量							
INR							
饮食变化							
合并用药变化							
不良反应							

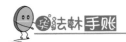

10. 每天最好什么时间服用华法林?

　　最好每天固定在下午或晚上的同一时间服用,固定时间服药可减少漏服风险,下午或晚上服药便于当日查血后调整华法林剂量。

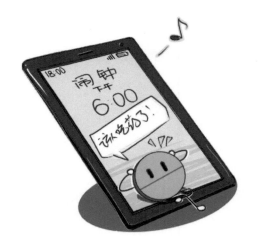

日　期	_月_日	_月_日	_月_日	_月_日	_月_日	_月_日	_月_日
	星期一	星期二	星期三	星期四	星期五	星期六	星期天
服药剂量							
INR							
饮食变化							
合并用药变化							
不良反应							

11. 华法林饭前吃还是饭后吃？

华法林在饭前、饭后、两餐之间服用均可，也可随餐服用。

日 期	_月_日	_月_日	_月_日	_月_日	_月_日	_月_日	_月_日
	星期一	星期二	星期三	星期四	星期五	星期六	星期天
服药剂量							
INR							
饮食变化							
合并用药变化							
不良反应							

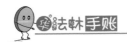

12. 华法林是否能与其他药物一起在同一时间服用?

华法林可以与大多数药物一起服用。硫糖铝与华法林同时服用可能会减少华法林的吸收，因此应在服用华法林 2 小时之后再服用硫糖铝。

日期	_月_日	_月_日	_月_日	_月_日	_月_日	_月_日	_月_日
	星期一	星期二	星期三	星期四	星期五	星期六	星期天
服药剂量							
INR							
饮食变化							
合并用药变化							
不良反应							

13. 漏服华法林如何补服?

如果当天睡前发现自己漏服，可在当天补服；如果第 2 天才想起来前一天的药物忘记服用，服用当天的药量即可，不要补服（不要服双倍剂量的华法林）。如果漏服超过 2 次，应就诊咨询医师或药师。

日 期	_月_日 星期一	_月_日 星期二	_月_日 星期三	_月_日 星期四	_月_日 星期五	_月_日 星期六	_月_日 星期天
服药剂量							
INR							
饮食变化							
合并用药变化							
不良反应							

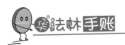

14. 多服华法林怎么办?

服用过多华法林可能增加出血风险，若发现多服的情况应尽快到医院检测 INR，以便于采取进一步应对措施，同时需要在 1 周内再次复查。

日 期	_月_日	_月_日	_月_日	_月_日	_月_日	_月_日	_月_日
	星期一	星期二	星期三	星期四	星期五	星期六	星期天
服药剂量							
INR							
饮食变化							
合并用药变化							
不良反应							

15. 经常忘记服药怎么办?

经常忘记服药可能会影响华法林的药效，增加发生血栓的风险，应尽量按时服药。可通过使用 7 天药盒、定闹钟提醒、家人帮忙提醒等方式提高服药的依从性。

日 期	_月_日	_月_日	_月_日	_月_日	_月_日	_月_日	_月_日
	星期一	星期二	星期三	星期四	星期五	星期六	星期天
服药剂量							
INR							
饮食变化							
合并用药变化							
不良反应							

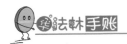

16. 国产与进口的华法林有什么区别?

目前市面上的国产华法林为白色药片,每片含量为 2.5 mg。
进口华法林(Marevan)为浅蓝色片,每片含量为 3 mg。

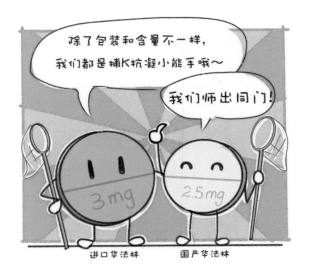

日 期	_月_日	_月_日	_月_日	_月_日	_月_日	_月_日	_月_日
	星期一	星期二	星期三	星期四	星期五	星期六	星期天
服药剂量							
INR							
饮食变化							
合并用药变化							
不良反应							

17. 国产华法林与进口华法林之间转换时需要注意什么？

国产与进口华法林（Marevan）之间转换时，需要考虑到两者每片的药品含量不同，应根据医嘱的服药剂量计算转换后的服药片数。例如，医嘱为每日服用 3.75 mg（1¼ 片）的进口华法林（规格 3 mg），换成国产华法林（规格 2.5 mg）应服用 1½ 片，换药1 周后应监测 INR 是否稳定。

日期	_月_日	_月_日	_月_日	_月_日	_月_日	_月_日	_月_日
	星期一	星期二	星期三	星期四	星期五	星期六	星期天
服药剂量							
INR							
饮食变化							
合并用药变化							
不良反应							

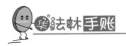

18. 华法林的逆转剂是什么?

维生素 K 可以逆转华法林的作用,通常在华法林过量(INR 很高)或严重出血的情况下使用。

日 期	_月_日	_月_日	_月_日	_月_日	_月_日	_月_日	_月_日
	星期一	星期二	星期三	星期四	星期五	星期六	星期天
服药剂量							
INR							
饮食变化							
合并用药变化							
不良反应							

19. 服用华法林期间能否进行体育活动?

　　服用华法林期间可以进行适当的运动，如散步、游泳等，避免参加易受伤的活动或运动，如踢足球、拳击等。

日 期	_月_日	_月_日	_月_日	_月_日	_月_日	_月_日	_月_日
	星期一	星期二	星期三	星期四	星期五	星期六	星期天
服药剂量							
INR							
饮食变化							
合并用药变化							
不良反应							

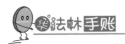

20. 服用华法林期间，生活上有什么注意事项？

- 使用刀具和剪刀应小心。
- 尽量使用电动剃须刀、软毛牙刷、含蜡牙线。
- 尽量不要使用牙签。
- 在家里尽量不要光脚走路。

日 期	_月_日	_月_日	_月_日	_月_日	_月_日	_月_日	_月_日
	星期一	星期二	星期三	星期四	星期五	星期六	星期天
服药剂量							
INR							
饮食变化							
合并用药变化							
不良反应							

21. 服用华法林期间，旅行期间有什么注意事项？

- 服用华法林的患者，旅行期间应带上足够的药片和华法林治疗记录卡，并详细记录每日的服药量。
- 请不要把药放在托运的行李内或汽车后备箱内。
- 旅行期间，饮食、活动量和气候等的变化可能影响华法林的药效，应在旅行期间监测 INR。

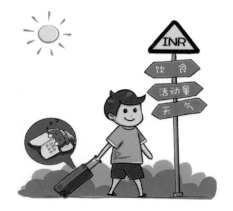

日期	_月_日	_月_日	_月_日	_月_日	_月_日	_月_日	_月_日
	星期一	星期二	星期三	星期四	星期五	星期六	星期天
服药剂量							
INR							
饮食变化							
合并用药变化							
不良反应							

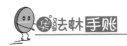

22. 如何自我评估服用华法林的依从性？

- 服药依从性指的是对药物的治疗方案及其相关的饮食和运动的执行程度。

- 常见的影响华法林依从性的因素有：不理解医嘱、不愿意服药、忘记服药、错误地理解治疗方案（如不清楚 INR 的目标范围）、无法买到药品等，依从性差会大大影响华法林治疗的效果和服药的安全性。

- 长期服用华法林的患者，可使用下表自行评估服药依从性。

表 1 华法林的 Morisky 药物依从性评分

项 目	否 =1	是 =0
1. 您是否有时忘记服用华法林？		
2. 除了忘记服用，有时会因为一些别的原因漏服。在过去的 2 周时间，您是否漏服过华法林？		
3. 您是否在未告知您的医师的情况下，自行减量或停服华法林？		
4. 当您旅行或离开家的时候，是否会忘记带上华法林？		
5. 您昨天是否未服用华法林？		
6. 当您觉得自己的 INR 控制较好，是否有时停用华法林？		
7. 每天服用药物可能会带来不方便。您是否对于坚持服用华法林有困扰？		
8. 您多久忘记服用华法林一次？	0= 从不 / 几乎没有 1= 偶尔 2= 有时 3= 经常 4= 总是	
总分		

注：表满分为 8 分，得分 <6 分为依从性差，得分 6～7 分为依从性中等，得分 8 分为依从性好。

23. 为什么人工瓣膜术要服用华法林?

植入的人工金属瓣膜、生物瓣膜或成形环对于人体来说属于异物，血液容易在其周围凝固而形成血栓，从而影响瓣叶的开放和关闭，使瓣膜功能发生障碍，若血栓脱落还可能造成血管栓塞（如脑卒中、下肢动脉栓塞等）而危及生命。华法林是目前唯一可以有效预防人工瓣膜置换术后出现血栓栓塞并发症的口服抗凝药物。

日 期	_月_日 星期一	_月_日 星期二	_月_日 星期三	_月_日 星期四	_月_日 星期五	_月_日 星期六	_月_日 星期天
服药剂量							
INR							
饮食变化							
合并用药变化							
不良反应							

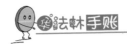

24. 为什么没有做换瓣手术，只是有二尖瓣中重度狭窄的心脏瓣膜病合并房颤，也需要服用华法林？

　　瓣膜性心脏病包括二尖瓣狭窄、二尖瓣关闭不全、二尖瓣脱垂、主动脉瓣狭窄、三尖瓣反流等，其中，二尖瓣中重度狭窄的血栓栓塞风险最高，在合并房颤的情况下，这一风险明显增高。一些研究显示这类患者进行抗凝治疗可以降低 4 ～ 15 倍的栓塞事件发生率，对于这部分人群，目前临床实践中也将华法林作为口服抗凝治疗药物预防血栓。

日 期	_月_日 星期一	_月_日 星期二	_月_日 星期三	_月_日 星期四	_月_日 星期五	_月_日 星期六	_月_日 星期天
服药剂量							
INR							
饮食变化							
合并用药变化							
不良反应							

25. 生物瓣置换术后或瓣膜成形术后进行 3 ~ 6 个月的华法林抗凝治疗后，是否需要继续服用华法林？

　　人工生物瓣或瓣膜成形环植入术后，通常需要华法林抗凝治疗 3 ~ 6 个月预防血栓栓塞并发症。3 ~ 6 个月后是否需要继续服用，应视血栓风险是否存在而定。例如，合并房颤且血栓栓塞风险中高危者，则应继续服用口服抗凝药物，这种情况下具体的抗凝药物选择和剂量应由医师决定。

日期	_月_日 星期一	_月_日 星期二	_月_日 星期三	_月_日 星期四	_月_日 星期五	_月_日 星期六	_月_日 星期天
服药剂量							
INR							
饮食变化							
合并用药变化							
不良反应							

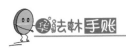

26. 为什么房颤患者需要服用华法林?

房颤患者由于心房失去节律性收缩功能,容易在心房内形成血栓,脱落后引起脑栓塞、肺栓塞或其他外周血管栓塞。房颤患者若存在高龄、高血压、糖尿病、心衰、脑卒中病史等危险因素,发生栓塞的风险升高。对于卒中风险中高危的患者,长期口服华法林是预防脑卒中的有效措施。

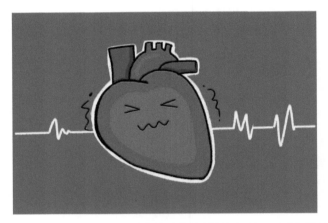

日期	_月_日	_月_日	_月_日	_月_日	_月_日	_月_日	_月_日
	星期一	星期二	星期三	星期四	星期五	星期六	星期天
服药剂量							
INR							
饮食变化							
合并用药变化							
不良反应							

27. 房颤需要抗凝的患者能否自行将华法林换为阿司匹林？

　　有些房颤患者不愿服用抗凝药，希望单独服用抗血小板药物阿司匹林来达到抗血栓的目的，但阿司匹林并不能有效预防房颤所致的血栓形成，同样存在出血的风险。因此，不能用阿司匹林替代抗凝药物。

日　期	_月_日	_月_日	_月_日	_月_日	_月_日	_月_日	_月_日
	星期一	星期二	星期三	星期四	星期五	星期六	星期天
服药剂量							
INR							
饮食变化							
合并用药变化							
不良反应							

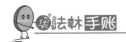

28. 为什么静脉血栓患者需要服用华法林?

深静脉血栓形成是血液在深静脉内不正常凝结引起的静脉回流障碍性疾病,多发生于下肢,静脉血栓一旦脱落,可随血流进入并堵塞肺动脉,引起肺栓塞。应用华法林可抑制新的血栓形成,急性期过后仍需维持使用一段时间,以降低血栓的复发风险。

日 期	_月_日	_月_日	_月_日	_月_日	_月_日	_月_日	_月_日
	星期一	星期二	星期三	星期四	星期五	星期六	星期天
服药剂量							
INR							
饮食变化							
合并用药变化							
不良反应							

29. 静脉血栓患者华法林抗凝治疗 3 个月后，是否能够停用华法林？

　　静脉血栓患者服用华法林抗凝治疗 3 个月后，需要由医师评估进一步服药的必要性。一般情况下，存在短暂诱因的静脉血栓患者接受 3 个月的抗凝治疗，只要短期危险因素恢复到之前的水平，初始抗凝治疗 3 个月后即可停药；而对于存在持续危险因素的患者，通常建议无限期抗凝治疗。

日　期	_月_日 星期一	_月_日 星期二	_月_日 星期三	_月_日 星期四	_月_日 星期五	_月_日 星期六	_月_日 星期天
服药剂量							
INR							
饮食变化							
合并用药变化							
不良反应							

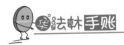

30. 房颤和静脉血栓栓塞症患者能否选择服用其他口服抗凝药物?

华法林治疗窗窄，个体化差异大，受食物、药物影响较多，需要定期监测 INR 调整剂量。目前一些新型口服抗凝药物如达比加群酯、利伐沙班、艾多沙班等已获批用于非瓣膜性房颤患者的卒中预防，这些药物安全性更优，疗效不劣于华法林，且无须常规监测凝血功能，固定剂量服药，较少受到食物、药物的影响。因此，房颤和静脉血栓栓塞症患者也可以在医师的指导下选择这些药物。应当注意的是，这些药物需要在肝肾功能良好的情况下才能服用，且需要定期随访肾功能、出血栓塞情况。

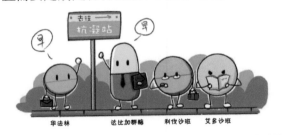

日 期	_月_日	_月_日	_月_日	_月_日	_月_日	_月_日	_月_日
	星期一	星期二	星期三	星期四	星期五	星期六	星期天
服药剂量							
INR							
饮食变化							
合并用药变化							
不良反应							

三 监测

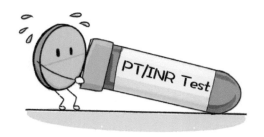

31. 为什么服用华法林需要抽血化验 INR？

- 华法林的主要药理作用是减少血栓的形成，因此在用药过程中必须仔细监测患者的血液凝结功能。

- 用于反映血液凝结所需时间的检测称为 PT 检测，但由于 PT 的结果会受试剂活性及检测方法的影响，因此不同检验科实验室得到的 PT 往往不具有可比性。INR 是经过标准化校正的 PT，能够使不同实验室和不同试剂检测的 PT 结果具有可比性。

- 服用华法林期间需要定期监测 INR，并根据 INR 的检验结果对华法林的剂量进行调整，以使患者的凝血时间保持在目标范围内。如果 INR 太低，提示华法林抗凝作用不足，不能有效防止血栓形成，需要增加华法林的剂量；但是如果 INR 太高，提示华法林抗凝作用过强，出血的风险就会增加，需要减少华法林的剂量。

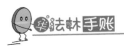

32. 初始服用华法林需要多久查 1 次 INR？

- 初始服用华法林的门诊患者需要每 3 天左右监测 1 次 INR。
- 若连续 2 次 INR 均在目标范围内，可以延长至每周监测 1 次。
- 若之后连续 2 次 INR 稳定在目标范围内，可延长至每 2 周监测 1 次。
- 同样地，若之后连续 2 次 INR 仍稳定在目标范围内，可延长至 1 个月监测 1 次。

日期	_月_日	_月_日	_月_日	_月_日	_月_日	_月_日	_月_日
	星期一	星期二	星期三	星期四	星期五	星期六	星期天
服药剂量							
INR							
饮食变化							
合并用药变化							
不良反应							

33. 服用稳定剂量的华法林，需要多久查 1 次 INR ？

华法林剂量调整至稳定状态后，可每个月监测 1 次 INR。但稳定期的 INR 监测频率也需要根据患者的临床情况进行调整，长期服用华法林的过程中，若出现调整华法林的剂量、加用或停用其他药物、新发疾病等情况需要增加监测频率，有出血或栓塞症状时需要及时到医院复查 INR。

日 期	_月_日 星期一	_月_日 星期二	_月_日 星期三	_月_日 星期四	_月_日 星期五	_月_日 星期六	_月_日 星期天
服药剂量							
INR							
饮食变化							
合并用药变化							
不良反应							

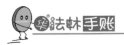

34. 化验 INR 需要空腹吗?

凝血功能的检测结果一般不受食物的影响,故化验 INR 前一般无须空腹。

日期	_月_日	_月_日	_月_日	_月_日	_月_日	_月_日	_月_日
	星期一	星期二	星期三	星期四	星期五	星期六	星期天
服药剂量							
INR							
饮食变化							
合并用药变化							
不良反应							

35. 在其他医院化验的 INR 是否可用?

INR 是经过标准化校正的 PT,因此只要出具报告的检测实验室满足以下任一条件,出具的 INR 检测结果原则上可以互认:①按要求参加并通过国家卫生健康委临床检验中心室间质评;②通过国家医学实验室质量和能力的专用要求验证。

日 期	_月_日	_月_日	_月_日	_月_日	_月_日	_月_日	_月_日
	星期一	星期二	星期三	星期四	星期五	星期六	星期天
服药剂量							
INR							
饮食变化							
合并用药变化							
不良反应							

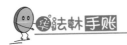

36. 如何确定自己 INR 的目标范围?

对于亚洲患者,多数情况下 INR 的目标范围一般为 1.8 ~ 3.0
(主动脉瓣生物瓣置换术后患者的目标范围可根据主管医师的要求
适当降低),不同抗凝适应证的患者 INR 的目标范围可能有些差
别,但即使适应证相同,有时由于合并疾病或危险因素的差异,
也可能导致目标 INR 的不同,因此在用药前,应务必和自己的主
管医师明确自己的 INR 目标范围。

日 期	_月_日	_月_日	_月_日	_月_日	_月_日	_月_日	_月_日
	星期一	星期二	星期三	星期四	星期五	星期六	星期天
服药剂量							
INR							
饮食变化							
合并用药变化							
不良反应							

37. 服用华法林期间，凝血化验单上的 INR 高于正常范围（0.8 ~ 1.2）是否提示异常？

化验单上的 INR 参考范围（0.8 ~ 1.2）主要是用于判断没有受到药物影响的人的凝血功能；而服用华法林是为了预防血栓，INR 会相应的增高，因此高于正常参考范围是正常的。服用华法林的患者需要和主管医师明确自己的 INR 目标范围，并在用药期间将 INR 控制在目标范围内。

日期	_月_日	_月_日	_月_日	_月_日	_月_日	_月_日	_月_日
	星期一	星期二	星期三	星期四	星期五	星期六	星期天
服药剂量							
INR							
饮食变化							
合并用药变化							
不良反应							

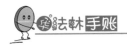

38. 检查 INR > 3 时，找不到医师或药师的情况下该如何处理？

- 如果 INR 结果稍微高于目标范围，且没有出血的症状，可以先寻找并纠正可能导致 INR 改变的因素，暂无须改变华法林剂量，1 周内复查 INR。
- 如果 INR 结果高于目标范围（INR > 3.0），但没有出血的症状，可根据 INR 情况停用华法林 1 ~ 2 天，寻找并纠正可能导致 INR 升高的因素，并复查 INR，待 INR 回到正常范围可在医师指导下重新开始用药。
- 若 INR 显著升高（INR > 4.5），或连续 2 次检测值均高于目标范围，或发生任何形式的出血，应及时前往医院就诊，在医师指导下调整华法林剂量。

日 期	_月_日	_月_日	_月_日	_月_日	_月_日	_月_日	_月_日
	星期一	星期二	星期三	星期四	星期五	星期六	星期天
服药剂量							
INR							
饮食变化							
合并用药变化							
不良反应							

39. 因 INR 异常升高而就诊时，医师通常会采取什么措施？

医师会根据患者 INR 的水平及有无出血采取不同的治疗措施：

- 对于 INR 水平轻度升高但无出血的患者，医师通常会采取短期停药或减少剂量的措施，寻找并纠正引起 INR 升高的因素；
- 对于 INR 水平显著升高或发生出血的患者，在停用华法林的基础上，医师可能会予口服或注射维生素 K_1 来拮抗华法林的作用，并且针对出血的情况采取一些对症治疗措施。

日 期	_月_日	_月_日	_月_日	_月_日	_月_日	_月_日	_月_日
	星期一	星期二	星期三	星期四	星期五	星期六	星期天
服药剂量							
INR							
饮食变化							
合并用药变化							
不良反应							

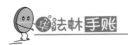

40. 漏服 1 剂华法林是否会影响 INR？

通常情况下，如果漏服 1 剂华法林，INR 可能会在漏服后的 2～5 天出现波动，这一情况对于解释当天的 INR 很重要，尤其是对于刚开始服用华法林，正在摸索合适剂量的患者。例如，患者当天检测 INR 在目标范围内，但告知 2 天前漏服了 1 剂华法林，那么如果患者没有漏服的话，今天的 INR 可能就超出了目标范围。

日期	_月_日	_月_日	_月_日	_月_日	_月_日	_月_日	_月_日
	星期一	星期二	星期三	星期四	星期五	星期六	星期天
服药剂量							
INR							
饮食变化							
合并用药变化							
不良反应							

41. 是否可以使用便携式凝血检测仪（指血）检测 INR？

便携式凝血检测仪的 INR 检测范围为 0.8 ～ 8.0，通常情况下，在此范围内的检测结果符合临床实验室的质量要求，且与医院静脉采血的检测结果相关性良好，可以用于长期口服华法林患者的家庭自我监测。

日 期	_月_日 星期一	_月_日 星期二	_月_日 星期三	_月_日 星期四	_月_日 星期五	_月_日 星期六	_月_日 星期天
服药剂量							
INR							
饮食变化							
合并用药变化							
不良反应							

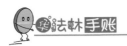

42. INR 即时检测适合什么样的人群?

使用便携式凝血检测仪能够使患者在家里或其他地方（如工作单位）更便捷、更快速地检测 INR，对于那些接受了药师或医师华法林的用药教育，掌握了华法林的服药注意事项，且能够恰当使用仪器的患者可以选择使用。

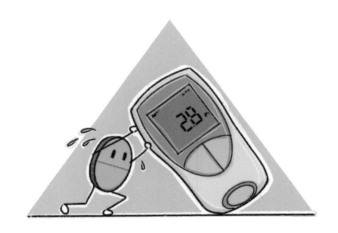

日期	_月_日	_月_日	_月_日	_月_日	_月_日	_月_日	_月_日
	星期一	星期二	星期三	星期四	星期五	星期六	星期天
服药剂量							
INR							
饮食变化							
合并用药变化							
不良反应							

43. 哪些人群不适合使用便携式凝血检测仪？

　　便携式凝血检测仪检测的准确性在很大程度上取决于患者的操作方法和血样的质量，下面的情况不建议使用：

- 不能学会便携式凝血检测仪使用方法的患者；
- 重度贫血或红细胞增多症会影响检测的准确性，不建议使用便携式仪器进行检测；
- 抗磷脂抗体可影响便携式检测仪的准确性，从而导致对 INR 的高估或低估，因此抗磷脂抗体综合征的患者仅建议通过医院静脉采血检测 INR。若实在不方便静脉采血，经验证便携式检测仪的结果与静脉血结果一致性良好，才可以使用。

日 期	_月_日	_月_日	_月_日	_月_日	_月_日	_月_日	_月_日
	星期一	星期二	星期三	星期四	星期五	星期六	星期天
服药剂量							
INR							
饮食变化							
合并用药变化							
不良反应							

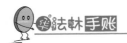

44. 什么情况可能导致家庭使用便携式凝血检测仪的结果不准确?

- 如果在家里使用便携式凝血检测仪,当 INR > 4.5 时,结果可能会有一定误差,这时应到医院进行静脉血检测,并就诊调药。
- 一些疾病状况可能会影响便携式凝血检测仪的结果,如贫血、感染和癌症。
- 一些药物可能会影响便携式凝血检测仪的结果,如抗菌药物。
- 温度、湿度和海拔也可能会影响便携式凝血检测仪的结果。

日 期	_月_日	_月_日	_月_日	_月_日	_月_日	_月_日	_月_日
	星期一	星期二	星期三	星期四	星期五	星期六	星期天
服药剂量							
INR							
饮食变化							
合并用药变化							
不良反应							

45. 为了维持 INR 稳定，可以采取哪些措施？

华法林的作用及 **INR** 会受食物、合并用药及生理等众多因素的影响，为了维持 **INR** 稳定，患者应养成健康规律的生活习惯：

- 不随意、擅自服用药物、保健品及营养补充剂；
- 戒烟限酒；
- 含有大量维生素 **K** 的食物（绿色蔬菜、动物肝脏等）会降低华法林的疗效，某些食物如葡萄柚、大蒜等可增强华法林的疗效，如果短期大量食用这些食物，可能会导致 **INR** 波动，因此为了维持 **INR** 稳定应尽量保持原来的饮食结构，不要刻意偏食或禁食某种食物，也不要过食某种食物；
- 定期监测 **INR**，门诊随诊。

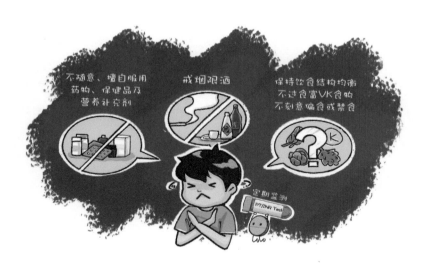

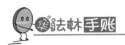

46. 如何评估服用华法林的稳定性？

　　华法林的稳定性通常采用 INR 在治疗范围内时间的百分比来表示。若患者在服药期间能够按照要求定期监测 INR，经医师／药师评估，INR 在目标范围内时间的比例超过 65% ～ 70%，则提示服用华法林的稳定性较好。

日　期	_月_日	_月_日	_月_日	_月_日	_月_日	_月_日	_月_日
	星期一	星期二	星期三	星期四	星期五	星期六	星期天
服药剂量							
INR							
饮食变化							
合并用药变化							
不良反应							

47. 为什么有时候需要两种剂量交替服用?

医师或药师为患者调整剂量时，通常以 1/4 片为基础增减华法林。对于一些难以维持稳定剂量的患者，每天加 1/4 片则 INR 过高，减 1/4 片则 INR 过低，这种情况下，有些医师会按照"周剂量"的概念为患者调药，即以两种及以上的剂量为一个循环，交替服用，从而维持 INR 的稳定。

日 期	_月_日	_月_日	_月_日	_月_日	_月_日	_月_日	_月_日
	星期一	星期二	星期三	星期四	星期五	星期六	星期天
服药剂量							
INR							
饮食变化							
合并用药变化							
不良反应							

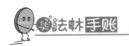

48. 如何降低华法林切割不准确导致的 INR 不稳定?

当华法林的日剂量过小时，每天的药片剂量无法精准分割，有可能导致 INR 不稳定。这种情况下，只要保证在几天内的总量固定即可，例如，医师开具的处方是华法林（规格：3 mg）按照 0.75 mg、1.5 mg 交替服用，那么患者每次切割时掉落的药片残渣也应尽量保留，只要在 8 天内服用完 3 片 3 mg 的华法林即可。

日期	_月_日	_月_日	_月_日	_月_日	_月_日	_月_日	_月_日
	星期一	星期二	星期三	星期四	星期五	星期六	星期天
服药剂量							
INR							
饮食变化							
合并用药变化							
不良反应							

49. 哪些人群服用华法林期间 INR 容易波动？

　　以下几类人群在服用华法林期间 INR 容易波动：①高龄患者；②体重较轻的患者；③急慢性肝病患者；④慢性肾脏疾病患者；⑤急慢性心力衰竭患者；⑥服用华法林依从性差的患者；⑦饮食不规律的患者；⑧生活环境频繁变动者。

日　期	_月_日	_月_日	_月_日	_月_日	_月_日	_月_日	_月_日
	星期一	星期二	星期三	星期四	星期五	星期六	星期天
服药剂量							
INR							
饮食变化							
合并用药变化							
不良反应							

四 药物相互作用

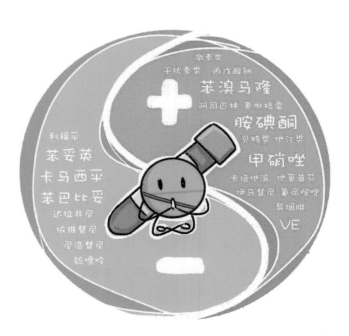

50. 服用华法林期间需要吃其他药物怎么办？

- 很多药物可能与华法林之间有相互作用，包括一些处方药、非处方药、中草药及保健品等，这些药物与华法林相互作用可能会降低或增加华法林的药效。
- 服用华法林期间，若无医师的允许，不可自行服用其他药物。
- 若加用或停用任何其他药物，应就诊加强监测 INR，必要时需调整华法林的剂量。
- 对于长期合并服用的药物，规律服药可减少对华法林的影响。

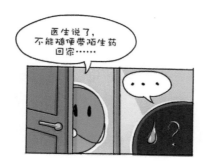

日 期	_月_日	_月_日	_月_日	_月_日	_月_日	_月_日	_月_日
	星期一	星期二	星期三	星期四	星期五	星期六	星期天
服药剂量							
INR							
饮食变化							
合并用药变化							
不良反应							

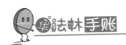

51. 服用华法林期间能否吃中药?

- 多种中药可能影响华法林的抗凝作用, 丹参、当归、银杏、川芎、红花、桃仁、黄连、莪术、虎杖、红曲米等均可增强华法林的抗凝作用; 圣约翰草、人参、白毛茛、金丝桃、地榆、蒲黄、

白及、茜草、藕节、小荆、龙牙草、刺儿菜、槐角、棕榈等均可减弱华法林的抗凝作用。

- 服用华法林期间, 未得到医师或药师允许不可自行服用中药, 因为很多活血化瘀的中药会增加华法林的作用, 从而增加出血风险。

- 服用华法林的患者在加用或停用任何中药时应加强监测 INR。

日期	_月_日	_月_日	_月_日	_月_日	_月_日	_月_日	_月_日
	星期一	星期二	星期三	星期四	星期五	星期六	星期天
服药剂量							
INR							
饮食变化							
合并用药变化							
不良反应							

52. 服用华法林期间能否吃保健品?

- 我们通常所说的"保健品",指的是"膳食补充剂",包括维生素、矿物质、草药或其他植物、氨基酸、酶制剂,或上面这些物质的浓缩物、代谢物、成分、提取物或组合产品,用以增加每日总摄入量来补充膳食的食物成分。
- 许多膳食补充剂可能改变华法林的药效,如辅酶 Q_{10}、维生素 E、大蒜素、银杏制品、人参制品、圣约翰草、姜黄等,通常需要在开始服用或停用时加强监测 INR。
- 若已服用膳食补充剂,建议规律服用,因为与间断服用相比,长期规律的服用对华法林产生的影响较小。
- 还有很多膳食补充剂对华法林的影响不明确,若无医师允许,应避免自行服用。

日 期	_月_日 星期一	_月_日 星期二	_月_日 星期三	_月_日 星期四	_月_日 星期五	_月_日 星期六	_月_日 星期天
服药剂量							
INR							
饮食变化							
合并用药变化							
不良反应							

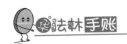

53. 同时服用华法林和阿司匹林或氯吡格雷等抗血小板药物时，需要注意什么？

接受华法林治疗的患者，同时服用阿司匹林、氯吡格雷、替格瑞洛等抗血小板药物会使出血风险升高。因此，抗凝药物联合抗血小板药物治疗的患者，应定期就诊，动态评估血栓栓塞及出血风险，必要时调整用药方案；同时需要加强监测 INR 和出血情况。

日期	_月_日	_月_日	_月_日	_月_日	_月_日	_月_日	_月_日
	星期一	星期二	星期三	星期四	星期五	星期六	星期天
服药剂量							
INR							
饮食变化							
合并用药变化							
不良反应							

54. 服用化疗药物是否会影响华法林的药效？

- 一些化疗药物可能会影响华法林的药效，而化疗药物可能引起的血小板减少症也会增加出血风险。
- 卡培他滨、氟尿嘧啶、伊马替尼、他莫昔芬等可显著增强华法林的作用。
- 达拉非尼、依维替尼、巯嘌呤、尼洛替尼可显著减弱华法林的作用。
- 通常情况下，服用华法林的患者，在加用或停用化疗药物时需要就诊，增加监测 INR 的次数，并观察是否有出血的现象，必要时需要调整华法林的剂量；也可以考虑使用其他抗凝药物如低分子肝素替代华法林进行抗凝治疗。

日 期	_月_日	_月_日	_月_日	_月_日	_月_日	_月_日	_月_日
	星期一	星期二	星期三	星期四	星期五	星期六	星期天
服药剂量							
INR							
饮食变化							
合并用药变化							
不良反应							

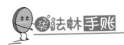

55. 如何应对胺碘酮对华法林的影响?

- 胺碘酮能抑制华法林的代谢，从而显著增强华法林的作用，导致 INR 的升高，增加出血风险。
- 服用华法林期间，加用胺碘酮后的 2 个月内都会对 INR 产生一定的影响，在这期间，应更频繁地监测 INR 并调整剂量，通常情况下需要将华法林剂量降低约 1/4 甚至 1/2。
- 胺碘酮对甲状腺功能也会产生潜在的影响，导致甲状腺功能亢进或甲状腺功能减退的不良反应，这使胺碘酮与华法林之间的相互作用更加复杂，因为甲状腺功能的异常同样会影响华法林的药效。

日期	_月_日 星期一	_月_日 星期二	_月_日 星期三	_月_日 星期四	_月_日 星期五	_月_日 星期六	_月_日 星期天
服药剂量							
INR							
饮食变化							
合并用药变化							
不良反应							

56. 服用华法林期间需要服用抗菌药物，需要注意什么？

- 多种抗菌药物与华法林之间有相互作用，多数为增强华法林的药效，如复方磺胺甲噁唑（复方新诺明）、甲硝唑、大环内酯类（如红霉素、克拉霉素等）、氟喹诺酮类（如环丙沙星、左氧氟沙星等）、唑类抗真菌药物（如氟康唑、咪康唑、伏立康唑等）等，甚至一些外用的抗菌药物（如咪康唑）也可显著增强华法林的药效。

- 某些药物如双氯西林、灰黄霉素和利福平等会降低华法林的作用。

- 就诊时若需开具抗菌药物，应告知医师正在服用华法林；通常加用或停用时需要加强 INR 监测。

日期	_月_日 星期一	_月_日 星期二	_月_日 星期三	_月_日 星期四	_月_日 星期五	_月_日 星期六	_月_日 星期天
服药剂量							
INR							
饮食变化							
合并用药变化							
不良反应							

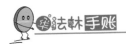

57. 服用华法林期间，如果需要服用非甾体类抗炎药物，需要注意什么？

- 甾体通常是指我们所理解的"激素"，而非甾体类抗炎药，则是指非激素类的抗炎药物，主要用于骨关节炎、类风湿关节炎、风湿性关节炎、强直性脊柱炎、银屑病关节炎、痛风等疾病的治疗。

- 阿司匹林、吲哚美辛、萘普生、布洛芬、双氯芬酸、洛索洛芬、美洛昔康、塞来昔布、依托考昔、帕瑞昔布都属于非甾体类抗炎药物。

- 绝大多数非甾体抗炎药物都会增加华法林的 INR，进而增加出血风险。因此，如果在使用华法林时，需要加用、停用或调整非甾体类抗炎药的剂量，应该更频繁地监测 INR，并在合用两者期间注意观察是否有出血的现象。

日 期	_月_日	_月_日	_月_日	_月_日	_月_日	_月_日	_月_日
	星期一	星期二	星期三	星期四	星期五	星期六	星期天
服药剂量							
INR							
饮食变化							
合并用药变化							
不良反应							

58. 服用华法林期间，如果需要服用抗抑郁药物，需要注意什么？

西酞普兰、艾司西酞普兰、氟西汀、氟伏沙明、帕罗西汀、舍曲林、文拉法辛、度洛西汀、米氮平、曲唑酮、阿米替林等抗抑郁药可能会增强华法林的作用，如果增加或停用这些药物，应在开始服药或停药 3 ～ 5 天后复查 INR。

日期	_月_日 星期一	_月_日 星期二	_月_日 星期三	_月_日 星期四	_月_日 星期五	_月_日 星期六	_月_日 星期天
服药剂量							
INR							
饮食变化							
合并用药变化							
不良反应							

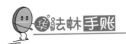

59. 他汀类降脂药物是否会影响华法林的药效，服用时需要注意什么？

- 他汀类药物是血脂异常药物治疗的基石，包括氟伐他汀、辛伐他汀、阿托伐他汀、瑞舒伐他汀、普伐他汀、匹伐他汀等。
- 瑞舒伐他汀可能会增强华法林的抗凝作用，如果有治疗需要，可在监护 INR 的情况下使用。
- 接受华法林治疗的患者应在开始服用他汀类药物后和整个治疗期间定期监测 INR。

日期	_月_日	_月_日	_月_日	_月_日	_月_日	_月_日	_月_日
	星期一	星期二	星期三	星期四	星期五	星期六	星期天
服药剂量							
INR							
饮食变化							
合并用药变化							
不良反应							

60. "贝特类"（非诺贝特等）降脂药物是否会影响华法林的药效，服用时需要注意什么？

"贝特类"降脂药物是治疗高脂血症的常用药物，尤其在降低甘油三酯方面疗效较好。但非诺贝特、苯扎贝特等会显著增强华法林的抗凝作用，使 INR 升高，出血风险增加。因此，接受该药治疗的患者，应在开始服用或停药后就诊加强 INR 的监测，必要时需降低华法林剂量。

日 期	_月_日	_月_日	_月_日	_月_日	_月_日	_月_日	_月_日
	星期一	星期二	星期三	星期四	星期五	星期六	星期天
服药剂量							
INR							
饮食变化							
合并用药变化							
不良反应							

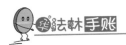

61. 抗癫痫药物是否会影响华法林的药效，服用时需要注意什么？

- 目前的抗癫痫药物种类繁多，且不少药物影响肝脏对其他药物的代谢。因此，合并用药时需要谨慎考虑、加强监护。
- 苯巴比妥、苯妥英、卡马西平可加快华法林的降解，从而使华法林的药效减弱，INR 降低。因此，合并用药时需要增加华法林剂量。
- 丙戊酸钠可抑制华法林的降解，从而使华法林的药效增强，INR 升高。因此，合并用药时需要减少华法林剂量。
- 服用华法林期间，加用、停用或调整抗癫痫药物剂量时，需要加强监测 INR，必要时需调整华法林剂量。

日 期	_月_日	_月_日	_月_日	_月_日	_月_日	_月_日	_月_日
	星期一	星期二	星期三	星期四	星期五	星期六	星期天
服药剂量							
INR							
饮食变化							
合并用药变化							
不良反应							

62. 降尿酸药物是否会影响华法林的药效，服用时需要注意什么？

- 目前临床上使用的降尿酸药物分为两大类：减少尿酸生成类和促进尿酸排泄类，前者包括别嘌醇和非布司他，后者包括苯溴马隆。
- 华法林与促进尿酸排泄药苯溴马隆存在很明显的相互作用，苯溴马隆会抑制华法林的降解，增强华法林的抗凝效果，导致 INR 升高。当服用华法林的患者同时伴有高尿酸血症时，应尽量避免与苯溴马隆合用，或者在合用时加强 INR 的监测，通常情况下，需要减少华法林的剂量。
- 华法林与别嘌醇合用也可能存在相互作用，也需要在开始合用和停用时加强监测 INR。
- 华法林与非布司他相互作用较小，明确无禁忌证的情况下，可优选作为降尿酸治疗药物，合用时也应注意监测 INR。

日 期	_月_日	_月_日	_月_日	_月_日	_月_日	_月_日	_月_日
	星期一	星期二	星期三	星期四	星期五	星期六	星期天
服药剂量							
INR							
饮食变化							
合并用药变化							
不良反应							

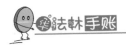 华法林手账

63. 抗结核药物是否会影响华法林的药效，服用时需要注意什么？

- 常用的抗结核药物有异烟肼、利福平、吡嗪酰胺、乙胺丁醇等。
- 异烟肼会增强华法林的药效。接受华法林治疗的患者，在开始使用、停用或调整异烟肼剂量时，应就诊加强监测 INR，必要时调整华法林的剂量。
- 利福平会加快华法林降解，降低华法林的药效，因此开始使用或停用时，需就诊监测 INR，通常需要将华法林的剂量增加 2～3 倍。
- 华法林与乙胺丁醇、吡嗪酰胺的相互作用尚不明确，使用时也需要加强监测 INR。

日 期	_月_日 星期一	_月_日 星期二	_月_日 星期三	_月_日 星期四	_月_日 星期五	_月_日 星期六	_月_日 星期天
服药剂量							
INR							
饮食变化							
合并用药变化							
不良反应							

64. "激素"类药物是否会影响华法林的药效，服用时需要注意什么？

- 一般我们所说的"激素"指的是糖皮质激素，具有抗感染、抗过敏、抗风湿、免疫抑制的作用，可用于免疫性疾病系统性红斑狼疮、类风湿关节炎等的治疗，也可以减轻器官移植后的排斥反应。

- 常见的口服糖皮质激素包括地塞米松、泼尼松、氢化可的松、甲泼尼龙等。

- 糖皮质激素可能增强或减弱华法林的作用，而大剂量使用糖皮质激素会引起 INR 明显升高，因此在加用或停用糖皮质激素时，应就诊密切监测 INR 并调整华法林的剂量。

- 另外，糖皮质激素可增加胃肠道的溃疡和出血风险，而华法林的抗凝作用可进一步增加这一风险，因此需要密切关注胃肠道的症状。

日期	_月_日	_月_日	_月_日	_月_日	_月_日	_月_日	_月_日
	星期一	星期二	星期三	星期四	星期五	星期六	星期天
服药剂量							
INR							
饮食变化							
合并用药变化							
不良反应							

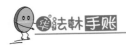

65. 服用华法林期间，如果因为头痛或牙痛想去药店买止痛药，需要注意什么？

- 用于治疗头痛或牙痛的止痛药，除了对乙酰氨基酚，还包括非甾体类抗炎药，如布洛芬、双氯芬酸钠、洛索洛芬等。
- 这类药物可增强华法林的抗凝作用，两者合用会增加胃肠道出血的风险，因此合用期间需要增加 INR 的监测频率，注意观察是否有出血的症状。

日期	_月_日	_月_日	_月_日	_月_日	_月_日	_月_日	_月_日
	星期一	星期二	星期三	星期四	星期五	星期六	星期天
服药剂量							
INR							
饮食变化							
合并用药变化							
不良反应							

66. 服用华法林期间，牙科大夫开具了甲硝唑，是否影响华法林的药效？

　　甲硝唑可能会抑制华法林的降解，增强华法林的抗凝作用，导致 INR 显著升高，因此服用甲硝唑后应加强监测 INR，注意观察是否有出血，医师通常需要根据 INR 来调整华法林的剂量。

日 期	_月_日	_月_日	_月_日	_月_日	_月_日	_月_日	_月_日
	星期一	星期二	星期三	星期四	星期五	星期六	星期天
服药剂量							
INR							
饮食变化							
合并用药变化							
不良反应							

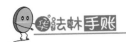

67. 维生素 E 是否会影响华法林的药效?

维生素 E 可增强华法林的药效,从而增加出血风险。服用华法林期间,开始服用或停用维生素 E 时,应加强监测 INR。

日期	_月_日 星期一	_月_日 星期二	_月_日 星期三	_月_日 星期四	_月_日 星期五	_月_日 星期六	_月_日 星期天
服药剂量							
INR							
饮食变化							
合并用药变化							
不良反应							

68. 服用华法林期间能否打流感疫苗？

流感疫苗每年都不同，尽管个别报道流感疫苗会增加 INR，但大多数研究显示流感疫苗对 INR 水平和华法林剂量并无影响。因此服用华法林期间可以打流感疫苗，打完疫苗后应注意监测 INR。

日 期	_月_日	_月_日	_月_日	_月_日	_月_日	_月_日	_月_日
	星期一	星期二	星期三	星期四	星期五	星期六	星期天
服药剂量							
INR							
饮食变化							
合并用药变化							
不良反应							

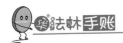

69. 干扰素是否会影响华法林的作用?

干扰素类包括干扰素 α-2a、干扰素 α-2b、干扰素 α-n3、聚乙二醇干扰素 α-2a、聚乙二醇干扰素 α-2b，干扰素类可能增强华法林的抗凝作用，两者合用时应加强监测 INR，必要时调整华法林的剂量。

日期	_月_日	_月_日	_月_日	_月_日	_月_日	_月_日	_月_日
	星期一	星期二	星期三	星期四	星期五	星期六	星期天
服药剂量							
INR							
饮食变化							
合并用药变化							
不良反应							

五 食物相互作用

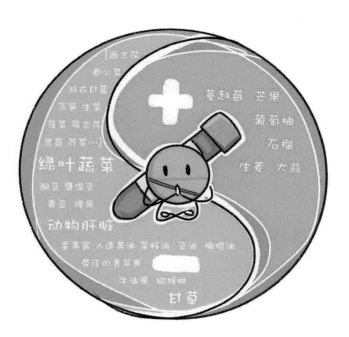

西兰花
卷心菜
羽衣甘蓝
芦笋 生菜
菠菜 荷兰芹
苦苣 芥菜…]
绿叶蔬菜
豌豆 鹰嘴豆
黄豆 腰果
动物肝脏
蛋黄酱 人造黄油 菜籽油 豆油 橄榄油
带馅的青苹果
牛油果 碳烤排
甘草

蔓越莓 芒果
葡萄柚
石榴
生姜 大蒜

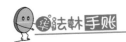

70. 维生素 K 会影响华法林药效，是不是就不能食用富含维生素 K 的食物了？

虽然富含维生素 K 的食物（如绿叶蔬菜）可减弱华法林的药效，但这并不意味着患者需彻底避免食用这些食物，毕竟蔬菜水果可以提供很多营养成分，对整个机体的健康是必需的，只要保持维生素 K 的摄入衡定，就可以保证华法林的作用平稳。

日 期	_月_日	_月_日	_月_日	_月_日	_月_日	_月_日	_月_日
	星期一	星期二	星期三	星期四	星期五	星期六	星期天
服药剂量							
INR							
饮食变化							
合并用药变化							
不良反应							

71. 富含维生素 K 的蔬菜都有哪些?

维生素 K 可降低华法林的作用,富含维生素 K 的食物主要是绿叶蔬菜,包括西兰花、卷心菜、羽衣甘蓝、球芽甘蓝、芦笋、荷兰芹、生菜、菠菜、苦苣、芜菁甘蓝、芥菜等;另外,豌豆、鹰嘴豆、动物肝脏、蛋黄酱、人造黄油、菜籽油、豆油、橄榄油、黄豆和腰果等也含有维生素 K。

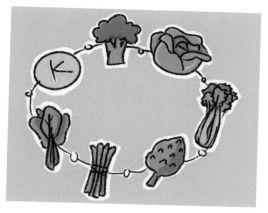

日 期	_月_日	_月_日	_月_日	_月_日	_月_日	_月_日	_月_日
	星期一	星期二	星期三	星期四	星期五	星期六	星期天
服药剂量							
INR							
饮食变化							
合并用药变化							
不良反应							

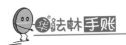
华法林手账

72. 哪些蔬菜维生素 K 含量低，对华法林的影响较小？

番茄、土豆、胡萝卜、茄子、黄瓜、芹菜维生素 K 含量较低，对华法林的影响较小。

日 期	_月_日	_月_日	_月_日	_月_日	_月_日	_月_日	_月_日
	星期一	星期二	星期三	星期四	星期五	星期六	星期天
服药剂量							
INR							
饮食变化							
合并用药变化							
不良反应							

73. 如何保持每周摄入均衡的维生素 K？

- 保持每周摄入的维生素 K 总量均衡。
- 富含维生素 K 食物的摄入量不要有较大的改变，例如，如果喜欢吃菠菜，那么每天食用的菠菜量最好一致。
- 如果添加或停用含有维生素 K 的复合维生素制剂，应在开始服用或停用后加强监测华法林，并在服用维生素制剂期间保证每天的服药量一致。

日 期	_月_日 星期一	_月_日 星期二	_月_日 星期三	_月_日 星期四	_月_日 星期五	_月_日 星期六	_月_日 星期天
服药剂量							
INR							
饮食变化							
合并用药变化							
不良反应							

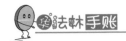

74. 哪些水果会增强华法林的药效，吃这些水果需要注意什么？

　　蔓越莓、杧果、葡萄柚、石榴等水果可能会增强华法林的作用，从而增加出血风险，因此，这些水果应适量食用，不能一次性食用过多。

日期	_月_日	_月_日	_月_日	_月_日	_月_日	_月_日	_月_日
	星期一	星期二	星期三	星期四	星期五	星期六	星期天
服药剂量							
INR							
饮食变化							
合并用药变化							
不良反应							

75. 哪些水果会减弱华法林的药效，吃这些水果需要注意
什么？

带皮的青苹果、牛油果、猕猴桃等富含维生素 K，可能会减弱华法林的作用，因此不能一次性食用过多。

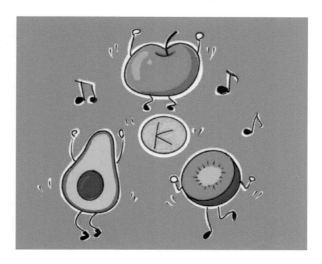

日 期	_月_日	_月_日	_月_日	_月_日	_月_日	_月_日	_月_日
	星期一	星期二	星期三	星期四	星期五	星期六	星期天
服药剂量							
INR							
饮食变化							
合并用药变化							
不良反应							

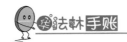

76. 生姜、大蒜等是否会影响华法林的药效?

生姜、大蒜可能增强华法林的作用，过多进食可能增加出血和出现皮下淤斑的风险，因此应适量食用。

日 期	_月_日	_月_日	_月_日	_月_日	_月_日	_月_日	_月_日
	星期一	星期二	星期三	星期四	星期五	星期六	星期天
服药剂量							
INR							
饮食变化							
合并用药变化							
不良反应							

77. 甘草制剂是否会影响华法林的药效?

  甘草可加快华法林在体内的降解，降低其抗凝作用。因此，如果服用华法林期间食用了甘草制剂，应在开始食用和停用后监测 INR。

日 期	_月_日	_月_日	_月_日	_月_日	_月_日	_月_日	_月_日
	星期一	星期二	星期三	星期四	星期五	星期六	星期天
服药剂量							
INR							
饮食变化							
合并用药变化							
不良反应							

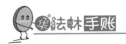

78. 服用华法林期间能喝酒吗？

　　酒精（包括含酒精的饮料）可能影响华法林的药效，应避免突然大量饮酒，大量酒精会降低华法林的降解速度，导致药物在体内积聚，从而增强华法林的抗凝效果；而长期饮酒则会减弱华法林的作用。

日 期	_月_日	_月_日	_月_日	_月_日	_月_日	_月_日	_月_日
	星期一	星期二	星期三	星期四	星期五	星期六	星期天
服药剂量							
INR							
饮食变化							
合并用药变化							
不良反应							

79. 哪些饮料会影响华法林的作用?

　　一些水果饮料可能增强华法林的作用，如蔓越莓汁、石榴汁、杠果汁和葡萄柚汁等，不能过量饮用。

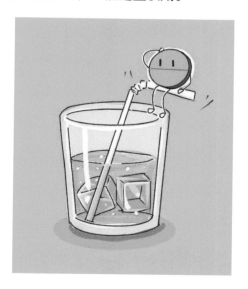

日 期	_月_日	_月_日	_月_日	_月_日	_月_日	_月_日	_月_日
	星期一	星期二	星期三	星期四	星期五	星期六	星期天
服药剂量							
INR							
饮食变化							
合并用药变化							
不良反应							

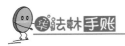

80. 吸烟是否会影响华法林的药效?

烟草可能会降低华法林的作用,因此,开始吸烟和停止吸烟可能会导致华法林药效发生变化。从健康角度来看,建议尽量戒烟。

日 期	_月_日	_月_日	_月_日	_月_日	_月_日	_月_日	_月_日
	星期一	星期二	星期三	星期四	星期五	星期六	星期天
服药剂量							
INR							
饮食变化							
合并用药变化							
不良反应							

81. 服用华法林期间能喝茶吗？

红茶茶叶的维生素 K 含量很高，但冲泡的茶中维生素 K 含量很低，应该是安全的；绿茶同样富含维生素 K，与华法林相互作用会降低药效，因此建议尽量避免饮用绿茶，如果坚持饮用，应固定饮用量。

日期	_月_日	_月_日	_月_日	_月_日	_月_日	_月_日	_月_日
	星期一	星期二	星期三	星期四	星期五	星期六	星期天
服药剂量							
INR							
饮食变化							
合并用药变化							
不良反应							

六 不良反应

82. 出血的信号有哪些?

- 牙龈出血或鼻出血。
- 伤口不能止血。
- 皮肤自发淤伤或淤青面积过大。
- 咯血。
- 呕吐物呈褐色或鲜红色。
- 小便呈红色或褐色。
- 大便呈红色或柏油色。
- 女性月经血量比平时明显增多。
- 感觉头晕或虚弱。
- 不明原因的疼痛或肿胀。
- 严重的头痛等。

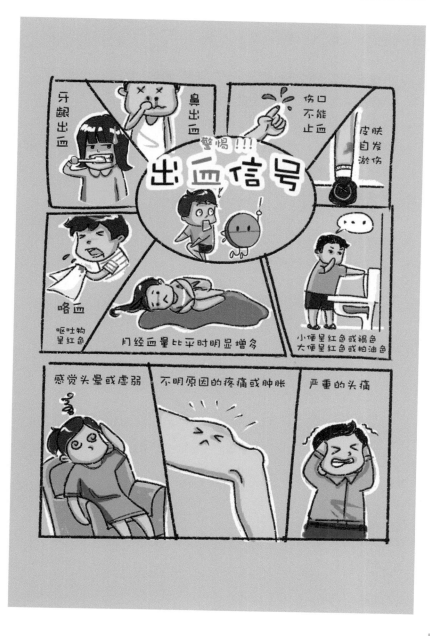

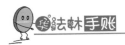

83. 血栓的信号有哪些?

- 出现不明原因的心跳过快、干咳、呼吸困难、胸痛。
- 手臂或腿部疼痛，尤其在走路或向上弯曲脚的时候发生。
- 小腿、脚踝肿胀。
- 腿部皮肤出现不明原因的红色或黑色斑点，或沿着血管出现红色条纹，摸起来有温热感。
- 视力减退或失明。
- 肢体麻木。
- 语言困难。
- 不明原因的剧烈头痛等。

日 期	_月_日	_月_日	_月_日	_月_日	_月_日	_月_日	_月_日
	星期一	星期二	星期三	星期四	星期五	星期六	星期天
服药剂量							
INR							
饮食变化							
合并用药变化							
不良反应							

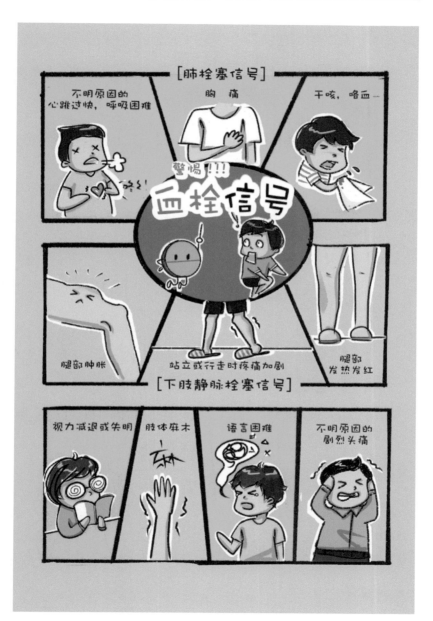

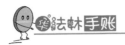

84. 脑卒中的信号有哪些?

- 语言障碍，主要表现为语言不利、说话不清、吐字困难、失语或语不达意等。
- 视觉异常，表现为突然眼前发黑、视物不清。
- 意识障碍，表现为精神萎靡不振、频繁打哈欠、行动迟缓、短暂意识丧失。
- 感觉异常，往往表现为一侧面、舌、唇或肢体麻木，有时伴耳鸣、听力减退或出现视物旋转感。
- 不明原因的剧烈头痛。
- 肢体活动异常，表现为双侧肌力不同。

日期	_月_日 星期一	_月_日 星期二	_月_日 星期三	_月_日 星期四	_月_日 星期五	_月_日 星期六	_月_日 星期天
服药剂量							
INR							
饮食变化							
合并用药变化							
不良反应							

85. 服用华法林过敏的信号有哪些?

- 瘙痒、皮肤潮红、荨麻疹。

- 恶心、呕吐、腹痛、腹泻。

- 鼻充血、打喷嚏、咽部痒,严重者可能出现哮喘、呼吸困难等。

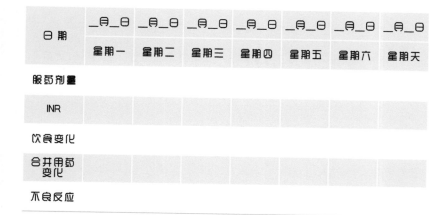

日期	_月_日	_月_日	_月_日	_月_日	_月_日	_月_日	_月_日
	星期一	星期二	星期三	星期四	星期五	星期六	星期天
服药剂量							
INR							
饮食变化							
合并用药变化							
不良反应							

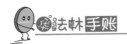

86. 极个别患者服用华法林后出现了皮肤坏死，是什么原因导致的?

- 如果在服用华法林后出现了皮肤颜色变紫且伴疼痛，有可能是出现了华法林相关的罕见的不良反应。这一不良反应起初表现为下肢、臀部或其他部位的淤斑，几天后变成蓝黑色，随后这些部位会变成坏死组织。

- 这一不良反应通常在开始华法林治疗后 2～5 天出现，有时会在几周甚至几个月后出现；90% 的患者为女性，多肥胖或处于围绝经期。

- 这一不良反应可能与一部分患者患有先天性的易栓症有关，所谓"易栓症"，通俗地说，人体内的血管就像公路，血栓就是堵车，而易栓症就是习惯性堵车；当华法林开始起效时，除了能够抑制凝血因子的合成，同时也抑制了一些自身的抗凝物质的合成，而患有易栓症的患者本身抗凝物质就缺乏，从而进一步导致矛盾性的微血管血栓形成。

- 一旦发生这种情况，应立即就诊，需要医师采取进一步检查，以鉴别是否为华法林相关的不良反应。

日 期	_月_日 星期一	_月_日 星期二	_月_日 星期三	_月_日 星期四	_月_日 星期五	_月_日 星期六	_月_日 星期天
服药剂量							
INR							
饮食变化							
合并用药变化							
不良反应							

87. 极个别患者服用华法林后出现了脚趾颜色发紫，是什么原因导致的?

- "紫趾综合征"是华法林非常罕见的不良反应，表现为脚趾颜色变深，带有紫色或斑驳的颜色；发生病变的区域可在适度压力下变白，随着腿部抬高而变淡，并且伴有脚趾疼痛和压痛。
- 这一不良反应通常在用药 3 ~ 8 周后发生，患者一般为男性并患有动脉粥样硬化性疾病，华法林可能导致动脉粥样硬化斑块出血引发微小栓塞，从而导致脚趾及脚底出现皮肤损害，并有灼伤痛，停用华法林后，这些皮肤损害一般会逐渐消失。

日 期	_月_日	_月_日	_月_日	_月_日	_月_日	_月_日	_月_日
	星期一	星期二	星期三	星期四	星期五	星期六	星期天
服药剂量							
INR							
饮食变化							
合并用药变化							
不良反应							

七 出血管理

88. 哪些情况会增加出血风险？

通常情况下，开始服用华法林的前 3 个月、老年人、同时服用其他抗凝或抗血小板药物等情况的出血风险较高。其他增加出血风险的因素包括：

- 未控制的高血压；
- 卒中病史；
- 胃溃疡、胃炎等消化道疾病；
- 肾脏疾病、肝脏疾病；
- 癌症；
- 跌倒风险高；
- 酗酒；
- INR 控制不良。

在服用华法林期间，应尽量减少可控制的出血风险因素，如控制血压、戒酒、保持 INR 稳定。

89. 服用华法林期间出现牙龈出血怎么办?

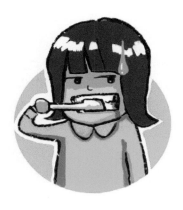

- 牙龈出血是指牙龈自发性的或由于轻微刺激引起的牙龈边缘渗血,往往表现为刷牙或咬硬物时出血。
- 若服用华法林之前即有牙龈出血的情况,建议先到医院口腔科就诊处理。
- 若服用华法林之前无牙龈出血,用药后出现轻微牙龈出血,建议门诊就诊监测 INR,必要时调整华法林剂量。
- 如果经华法林剂量调整后,仍有牙龈频繁出血,多是由牙龈炎或牙周病等因素引起,建议去医院口腔科就诊,对因治疗。
- 在日常生活中,应注意口腔卫生,使用柔软牙具,规范刷牙方法,学会使用含蜡牙线清洁牙齿,不用牙齿咬硬物,可以降低牙龈出血的发生率。

日 期	_月_日	_月_日	_月_日	_月_日	_月_日	_月_日	_月_日
	星期一	星期二	星期三	星期四	星期五	星期六	星期天
服药剂量							
INR							
饮食变化							
合并用药变化							
不良反应							

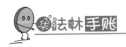

90. 服用华法林期间出现鼻出血怎么办？

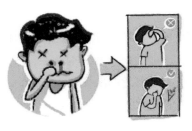

- 鼻出血可分为轻微鼻出血和严重鼻出血，轻者仅涕中带血，重者可达几十毫升甚至数百毫升以上。
- 若出现轻微鼻出血，通常可在几分钟压迫后自行止血，建议门诊就诊监测 INR，必要时调整华法林剂量。

- 若出现严重鼻出血，应急诊就诊止血，告知医师正在服用华法林，监测 INR，必要时调整华法林剂量。
- 鼻出血时应采取正确的止血方法。用出血鼻孔同侧的拇指来按压住鼻翼止血，压住之后 15 分钟内不要缓手或松手，同时头前倾大约 30°，张口自然呼吸；另外，也可以用凉水洗脸、用冰块冷敷额头和颈部、把冷水含在口腔等方法来加快血管收缩过程帮助止血。
- 如果反复出血、中大量出血或涕中带血，应到耳鼻喉专科进行检查、治疗。各种鼻腔和鼻窦炎症、鼻中隔病变，都会导致鼻出血。
- 若是 INR 升高导致的鼻出血，应在医师或药师的帮助下积极寻找 INR 升高的原因。
- 生活方面，尽量少抠鼻，戒烟酒，气候干燥的季节鼻腔内可滴些薄荷石蜡油等，保持鼻腔的湿度，高血压患者控制好血压，可以减少鼻出血的发生。

91. 服用华法林期间出现皮下淤斑怎么办?

- 皮下淤斑常表现为皮肤紫色斑片状的淤点及淤斑，可发生在任何部位的皮肤，为皮下毛细血管破裂出血所致。
- 服用华法林期间的皮下淤斑可为自发性或外伤所致。外伤或磕碰后，轻中度皮下淤斑不需特殊处理，等待自然吸收即可；较严重的外伤（例如运动时扭伤），可能出现血肿，需及时就诊。

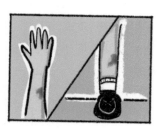

- 一旦发现自发性皮下淤斑，可能提示华法林剂量超量，应就诊监测 INR。
- 血小板减少症也可能是自发性出血的原因，因此需要同时检测血小板数量。
- 一些患者虽然 INR 稳定在目标范围内，仍经常发生自发性皮下淤斑，可能是易出血体质，应在医师的指导下保持低抗凝强度，以降低自发性皮下出血的风险。

日期	_月_日	_月_日	_月_日	_月_日	_月_日	_月_日	_月_日
	星期一	星期二	星期三	星期四	星期五	星期六	星期天
服药剂量							
INR							
饮食变化							
合并用药变化							
不良反应							

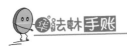

92. 服用华法林期间出现痰中带血怎么办？

- 痰中带血就是痰液混合的血样痰，或者痰中有鲜红色的血丝、血点。
- 痰中带血可能的原因：①牙龈出血，血液与痰夹杂在一起；②鼻炎，鼻涕中有血丝，倒流到咽喉，然后被咳出；③咽部出血，咽炎可导致咽喉黏膜充血，小血管扩张，剧烈咳嗽后很容易使毛细血管破裂，出现痰中带血；④下呼吸道出血，患有支气管扩张、肺结核、肺淤血、肺癌时容易痰中带血。
- 服用华法林期间发现痰中带血，应就诊监测 INR，若 INR 控制良好，应积极筛查和治疗上述可能的原发疾病。

日期	_月_日	_月_日	_月_日	_月_日	_月_日	_月_日	_月_日
	星期一	星期二	星期三	星期四	星期五	星期六	星期天
服药剂量							
INR							
饮食变化							
合并用药变化							
不良反应							

93. 服用华法林期间出现眼睛出血怎么办?

- 眼睛出血常表现为眼白部分可明显看到一片鲜红色,一段时间后变为淡黄色,医学上称为"球结膜下出血"。
- 服用华法林期间出现的球结膜下出血,可为自发性,也可能与揉眼睛、剧烈咳嗽等导致小血管震动破裂有关。自发性出血,可能提示华法林剂量超量,也可能与基础疾病相关,应就诊监测INR,采取相应措施。
- 高血压、糖尿病等患者可能会出现球结膜下自发性出血,而年龄增大、血管硬化也会导致此类症状。
- 出血大多可在几天至几周时间自行吸收,不会影响视力。初起宜冷敷,3天后可酌情热敷。
- 生活中,避免酗酒、长期吸烟和熬夜,合并高血压、高血糖、高血脂的患者应定期到医院检查眼睛,平时严格控制血压、血糖,可降低球结膜下出血的发生率。

日期	_月_日	_月_日	_月_日	_月_日	_月_日	_月_日	_月_日
	星期一	星期二	星期三	星期四	星期五	星期六	星期天
服药剂量							
INR							
饮食变化							
合并用药变化							
不良反应							

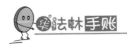

94. 服用华法林期间痔疮出血应该怎么办?

- 痔疮出血多表现为排大便后手纸上有血迹,大便表面带血,肛门滴鲜红色血或喷血。首先,建议明确出血的原因,排除引起大便带血的其他原因。
- 确定为痔疮出血后,应尽量养成良好的生活习惯,如适量多饮水、改善饮食、保持大便通畅、养成良好的排便习惯等。
- 服用华法林可能增加痔疮出血的严重程度。应积极于肛肠科就诊,采用药物或手术治疗痔疮。

日 期	_月_日	_月_日	_月_日	_月_日	_月_日	_月_日	_月_日
	星期一	星期二	星期三	星期四	星期五	星期六	星期天
服药剂量							
INR							
饮食变化							
合并用药变化							
不良反应							

95. 服用华法林期间出现血尿怎么办？

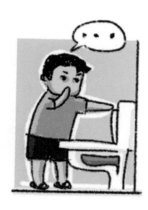

- 血尿的主要表现是尿颜色的改变，可能呈淡红色、鲜红色、暗红色或酱油色等。
- 服用华法林的患者出现血尿，除了可能为 INR 较高导致，还可能是其他疾病所致，如泌尿系统感染、尿石症、急慢性肾炎、肾小球肾炎、感染性疾病、盆腔炎、直肠癌等。
- 另外，一些原因可导致尿液颜色发红，例如，吃了含红色素的水果（如红心火龙果等），服用了治疗结核病的药物（如利福平等），但这并非血尿，需要进行尿常规检查加以鉴别。
- 一旦发现有血尿的情况，应尽快到医院就诊，排查出现血尿的原因，并第一时间告知医师正在服用华法林，监测 INR。

日期	_月_日	_月_日	_月_日	_月_日	_月_日	_月_日	_月_日
	星期一	星期二	星期三	星期四	星期五	星期六	星期天
服药剂量							
INR							
饮食变化							
合并用药变化							
不良反应							

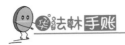

96. 服用华法林期间出现咯血怎么办?

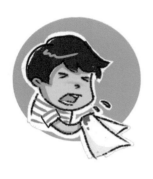

- 咯血是血液经咳嗽由口腔咯出,咯出的血多是鲜红色、无食物残渣。少量咯血有时仅表现为痰中带血,大咯血时血液可从口鼻涌出。
- 咯血可能是由支气管疾病、肺部疾病、心血管疾病或血液疾病引起,常见于支气管扩张、肺癌、肺炎、肺脓肿等呼吸系统疾病,也可见于二尖瓣狭窄、先天性心脏病导致的肺动脉高压、肺淤血等情况,患有白血病、再生障碍性贫血、系统性红斑狼疮等也可出现咯血。
- 服用华法林期间出现咯血时,应就诊监测 INR;若 INR 控制良好,应积极筛查和治疗可能的原发疾病。
- 出现大咯血时,应尽快到医院进行止血,就诊时应第一时间告知医师正在服用华法林,医师可能需要用药物暂时逆转华法林的抗凝效果,密切监测 INR。

日 期	_月_日	_月_日	_月_日	_月_日	_月_日	_月_日	_月_日
	星期一	星期二	星期三	星期四	星期五	星期六	星期天
服药剂量							
INR							
饮食变化							
合并用药变化							
不良反应							

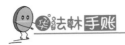

97. 服用华法林期间出现脑出血怎么办？

- 脑出血常见的表现为突然感到全身无力、剧烈头痛、视力变化、身体发麻、嘴巴歪曲、吞咽困难、行动不方便，以及一直流口水，甚至是认知功能障碍，如性格改变等。

- 脑出血可为自发性的，也可为头部受外伤后出现。一旦发现有可疑脑出血的情况，应尽快到医院就诊处理，排查脑出血的原因，应第一时间告知医师正在服用华法林，医师可能需要用药物暂时逆转华法林的抗凝效果，密切监测 INR。

- 有心脑血管疾病的中老年人群应定期体检，低盐低脂饮食，日常自我监测血压，维持血压平稳，保持情绪稳定，尤其是服用华法林的患者，应定期监测 INR，维持 INR 在目标范围，可以降低脑出血的发生率。

日期	_月_日 星期一	_月_日 星期二	_月_日 星期三	_月_日 星期四	_月_日 星期五	_月_日 星期六	_月_日 星期天
服药剂量							
INR							
饮食变化							
合并用药变化							
不良反应							

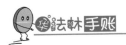
98. 服用华法林期间出现黑便怎么办?

- 黑便的主要表现是大便颜色的改变,如黑色的、柏油样的大便或咖啡渣样的大便。

- 黑便通常提示有消化道出血,另外,还有一些原因可能引起大便颜色发黑,如吃了动物血和含有黑色素的食品(如桑葚、黑米等),或服用了治疗胃病的含铋制剂。

- 一旦发现有黑便的情况,应尽快到医院就诊,排查黑便的原因,并告知医师正在服用华法林,监测 INR。

日 期	_月_日	_月_日	_月_日	_月_日	_月_日	_月_日	_月_日
	星期一	星期二	星期三	星期四	星期五	星期六	星期天
服药剂量							
INR							
饮食变化							
合并用药变化							
不食反应							

99. 服用华法林期间出现月经量多怎么办?

- 服用华法林期间出现月经量多,可能由妇科疾病引起,如子宫肌瘤、子宫内膜异位症、内分泌紊乱等;也可能是华法林的抗凝作用所致,具体原因需要专业医师的判断。

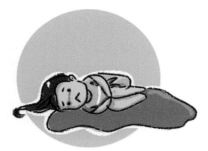

- 若服用华法林前即有月经量多的情况,建议妇科门诊就诊。
- 若服用华法林前无月经量多的情况,服药后月经量明显增加,建议门诊就诊监测 INR,必要时调整华法林用量。
- 若 INR 在目标范围内,仍有月经量明显增多的情况,可在医师的指导下,在月经量最多的两三天保持低抗凝强度;若调整后仍有月经量大的情况,建议妇科门诊就诊处理,排查原因,并告知医师正在服用华法林。

日 期	_月_日	_月_日	_月_日	_月_日	_月_日	_月_日	_月_日
	星期一	星期二	星期三	星期四	星期五	星期六	星期天
服药剂量							
INR							
饮食变化							
合并用药变化							
不良反应							

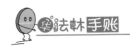

100. 服用华法林期间跌倒应该怎么办？

服用华法林的患者跌倒后，首先要判断神志、受伤部位、程度、全身状况等，初步判断跌倒的原因，根据受伤的严重程度采取不同的措施：

- 若为轻微的皮肤擦伤、软组织挫伤以及不需要外科缝合处理的皮肤小裂伤，可考虑继续观察，必要时就诊监测 INR；
- 若为关节扭伤、软组织撕裂伤、挫伤等需要采取缝合、外固定的措施，应及时就诊处理，并告知医师正在服用华法林，密切监测 INR；
- 若为骨、关节损伤或意识丧失、精神或躯体状态改变等，需要立刻去急诊室检查，并告知医师正在服用华法林，密切监测 INR，可能需要住院治疗；
- 若为严重的跌倒或撞伤，即便看不到表面有任何出血，也需要立刻去急诊室检查，因为此时患者的身体内部也有可能发生潜在出血；
- 家里采用防滑地板、卫生间和浴室保持干燥、室内通道保持畅通、保证光线充足等措施，可以降低跌倒的发生率。

日期	_月_日	_月_日	_月_日	_月_日	_月_日	_月_日	_月_日
	星期一	星期二	星期三	星期四	星期五	星期六	星期天
服药剂量							
INR							
饮食变化							
合并用药变化							
不良反应							

101. 服用华法林期间，因出血而就诊，医师通常会采取什么措施？

- 服用华法林的患者出现轻微出血时，一般需要根据 INR 采取相应的措施，寻找 INR 波动和出血的原因，并在后续加强 INR 的监测。
- 若出现与华法林相关的严重出血，需要使用维生素 K 拮抗华法林的作用，动态监测 INR 的变化，必要时静脉输注凝血酶原复合物迅速逆转抗凝。
- 若因 INR 波动导致的出血，应加强学习华法林相关知识，定期监测 INR；若因基础疾病导致的出血，应积极治疗原发疾病。

日 期	_月_日	_月_日	_月_日	_月_日	_月_日	_月_日	_月_日
	星期一	星期二	星期三	星期四	星期五	星期六	星期天
服药剂量							
INR							
饮食变化							
合并用药变化							
不良反应							

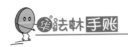

102. 服用华法林期间因出血而停药，但仍需要预防血栓形成的患者，何时可以重新开始服用华法林？

- 停用华法林可能增加血栓形成的风险，因此在安全的情况下应尽快开始服用抗凝药物。
- 何时重新开始服用需由医师综合评估后给出建议，当出血已经停止且出血的风险因素已经解除时，才可以考虑重新服用华法林。
- 根据出血部位和出血的严重程度，重新开始服用的时间也有差别。一般情况下，轻微出血后可尽快重启华法林；严重出血如脑出血、消化道出血需要相关的专科医师确定重新开始服用的安全性。
- 若服用华法林期间，反复出血或发生过严重出血，应让医师评估是否能够换用其他抗凝药物。

日 期	_月_日	_月_日	_月_日	_月_日	_月_日	_月_日	_月_日
	星期一	星期二	星期三	星期四	星期五	星期六	星期天
服药剂量							
INR							
饮食变化							
合并用药变化							
不良反应							

八 特殊人群

103. 孕妇服用华法林对胎儿有影响吗？

- 妊娠期是妇女的特殊生理阶段，这个时期使用药物，除了关系到孕妇自身的身体健康之外，还可能对胎儿产生一定的影响。
- 华法林可透过胎盘，有可能导致孕妇流产、胎儿出血或胎儿畸形；对胎儿致畸风险通常发生在孕早期，尤其是 6 ～ 12 周，尤其是当华法林的剂量＞ 5 mg/d 时，致畸风险更高。
- 一般情况下华法林禁用于妊娠和可能怀孕的患者，除非对于机械人工心脏瓣膜术后的妊娠期女性，需要权衡停药使孕妇置身于血栓栓塞的风险和用药对胎儿可能的致畸风险。
- 低分子肝素（如依诺肝素钠）不会透过胎盘，对于血栓风险不高的患者来说，是妊娠期抗凝的良好选择。

日 期	_月_日	_月_日	_月_日	_月_日	_月_日	_月_日	_月_日
	星期一	星期二	星期三	星期四	星期五	星期六	星期天
服药剂量							
INR							
饮食变化							
合并用药变化							
不良反应							

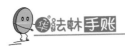

104. 人工机械瓣置换术后的孕妇还需要继续服用华法林吗？

* 对于人工机械瓣置换术后的孕妇，若继续服用华法林，胎儿有致畸和出血的风险，尤其是华法林日剂量较大的患者；若停用华法林，孕妇发生血栓栓塞并发症的风险大大增加，严重者可危及孕妇和胎儿的生命。
* 肝素类抗凝药物虽然不会对胎儿产生致畸风险，但在预防机械瓣血栓事件方面不如华法林有效。
* 需要产科医师和心内科医师根据患者的血栓风险、不同妊娠阶段（孕早期、孕中期和孕晚期）、使用华法林的致畸风险、每日服用的华法林剂量等，综合考虑抗凝方案的调整。

日 期	_月_日	_月_日	_月_日	_月_日	_月_日	_月_日	_月_日
	星期一	星期二	星期三	星期四	星期五	星期六	星期天
服药剂量							
INR							
饮食变化							
合并用药变化							
不良反应							

105. 哺乳期间能否服用华法林?

- 华法林在乳汁中的分泌量极低，哺乳期使用华法林是安全的。
- 正在服用华法林的妈妈们可以对宝宝进行母乳喂养，一般不会发生不良反应。
- 谨慎起见，建议在服药 3 小时后哺乳，仍需留意婴儿有无出血的表现，如皮肤黏膜淤血、淤斑及便血等，如果有出血表现请及时咨询医师或药师。

日 期	_月_日	_月_日	_月_日	_月_日	_月_日	_月_日	_月_日
	星期一	星期二	星期三	星期四	星期五	星期六	星期天
服药剂量							
INR							
饮食变化							
合并用药变化							
不良反应							

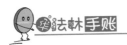

106. 贫血患者服用华法林有什么注意事项?

- 缺铁性贫血的症状包括疲劳、运动时气短、皮肤苍白、头痛、头晕、注意力不集中、易怒等;其他症状包括心跳加快、吞咽困难、舌炎、手指甲和脚趾甲变脆或变平甚至凹陷等。
- 如果有贫血的症状,应告知医师这些情况,医师可能会开具一些血液学检查帮助筛查贫血。
- 如果贫血严重的话,在家里使用 INR 即时检测仪所获得的 INR 可能不准确,因此需要在医院抽取静脉血检测 INR。
- 华法林与铁剂之间没有相互作用,联合使用是安全的。

日 期	_月_日	_月_日	_月_日	_月_日	_月_日	_月_日	_月_日
	星期一	星期二	星期三	星期四	星期五	星期六	星期天
服药剂量							
INR							
饮食变化							
合并用药变化							
不良反应							

107. 癌症患者服用华法林有什么注意事项？

- 癌症患者出现动脉血栓和静脉血栓的风险较非癌症患者更高，出血的风险也更高，且这一升高与 INR 水平无关。因此在服用华法林期间，应按照医师的要求，严格控制 INR 水平，才能更加安全地降低血栓栓塞和出血的风险，并注意观察平时有无出血的症状。
- 一些化疗药物可能影响华法林的作用，在增加或停用时应注意监测 INR。

日 期	_月_日	_月_日	_月_日	_月_日	_月_日	_月_日	_月_日
	星期一	星期二	星期三	星期四	星期五	星期六	星期天
服药剂量							
INR							
饮食变化							
合并用药变化							
不良反应							

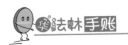

108. 老年人服用华法林有什么注意事项?

- 老年人常合并糖尿病、慢性肾脏病等多脏器病变,且体重下降、代谢能力减退,出血和缺血风险增加。
- 通常,临床医师在为老年患者开具华法林处方之前,会根据其肝肾功能、合并用药、营养状态、认知功能、跌倒风险、生活环境等情况,谨慎评估抗凝治疗的获益和出血风险,并确定合适的 INR 目标范围。
- 老年人服用华法林期间,应确保服药的依从性,不能自行调整剂量。
- 一些老年人经常自行服用中药,这对于维持 INR 的稳定带来很大困难,应当在医师或药师的指导下服药。
- 对于不方便到医院检测 INR 的老年患者,家人可学习使用便携式凝血检测仪的使用方法,在华法林剂量稳定后协助老人进行家庭自我监测。

| 日　期 | _月_日 | _月_日 | _月_日 | _月_日 | _月_日 | _月_日 | _月_日 |
	星期一	星期二	星期三	星期四	星期五	星期六	星期天
服药剂量							
INR							
饮食变化							
合并用药变化							
不良反应							

109. 肝功能异常的患者服用华法林有什么注意事项?

　　急慢性肝病可能会影响凝血因子在肝脏的生成,这时,所需要服用的华法林剂量应减少,如果按照原来的剂量可能会显著升高 INR,因此出现肝功能异常的患者需要根据 INR 的变化调整华法林的剂量,并定期监测肝功能的动态变化。

日 期	_月_日 星期一	_月_日 星期二	_月_日 星期三	_月_日 星期四	_月_日 星期五	_月_日 星期六	_月_日 星期天
服药剂量							
INR							
饮食变化							
合并用药变化							
不良反应							

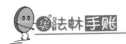
110. 甲状腺功能亢进患者服用华法林有什么注意事项？

  甲状腺功能亢进可能增强维生素 K 依赖的凝血因子的分解代谢，导致 INR 可能有增加的趋势，从而需要减少华法林的剂量。

日 期	_月_日 星期一	_月_日 星期二	_月_日 星期三	_月_日 星期四	_月_日 星期五	_月_日 星期六	_月_日 星期天
服药剂量							
INR							
饮食变化							
合并用药变化							
不良反应							

111. 甲状腺功能减退患者服用华法林有什么注意事项?

甲状腺功能减退降低了维生素 K 依赖的凝血因子的代谢。因此,新发的甲状腺功能减退,或者是替代治疗不足,可能会使 INR 有降低的趋势,这时可能需要增加华法林的剂量。

日 期	_月_日 星期一	_月_日 星期二	_月_日 星期三	_月_日 星期四	_月_日 星期五	_月_日 星期六	_月_日 星期天
服药剂量							
INR							
饮食变化							
合并用药变化							
不良反应							

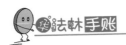

112. 心衰患者服用华法林有什么注意事项?

充血性心衰可能引起肝静脉血液回流障碍,血液在肝脏内淤积,从而引起华法林的代谢障碍。尤其是对于心衰频繁加重的患者,会给服用华法林带来较多的麻烦,INR 波动大,需要频繁地监测和调整剂量以确保 INR 在目标范围内。

日 期	_月_日	_月_日	_月_日	_月_日	_月_日	_月_日	_月_日
	星期一	星期二	星期三	星期四	星期五	星期六	星期天
服药剂量							
INR							
饮食变化							
合并用药变化							
不良反应							

113. 高血压患者服用华法林有什么注意事项?

　　高血压是心血管疾病的一个重要危险因素，也是一项出血危险因素，尤其是当收缩压＞160 mmHg时，出血风险明显增加。因此高血压患者服用华法林时，应通过改善饮食和服用降压药将血压控制在正常范围，并定期监测血压。

日期	_月_日	_月_日	_月_日	_月_日	_月_日	_月_日	_月_日
	星期一	星期二	星期三	星期四	星期五	星期六	星期天
服药剂量							
INR							
饮食变化							
合并用药变化							
不良反应							

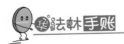

114. 服用华法林期间仍然发生血栓形成是什么原因?

服用华法林期间仍然发生血栓形成的原因可能是:

* 服药依从性差:包括经常漏服、擅自停药、擅自减量、服错剂量等;
* 未按照要求定期监测 INR:若 INR 长期低于目标范围,血栓复发风险大大增加;
* INR 波动大:若饮食结构、合并用药等经常变化,可能影响华法林的稳定性。

| 日 期 | _月_日 | _月_日 | _月_日 | _月_日 | _月_日 | _月_日 | _月_日 |
	星期一	星期二	星期三	星期四	星期五	星期六	星期天
服药剂量							
INR							
饮食变化							
合并用药变化							
不良反应							

115. 癫痫患者服用华法林有什么注意事项?

癫痫患者华法林使用期间,应关注华法林与抗癫痫药物的相互作用问题。部分抗癫痫药物会显著降低华法林的作用,因此在服用华法林期间,应加强对 INR 的监测,尤其是在抗癫痫药物剂量调整及更换治疗方案时,及时根据 INR 调整华法林剂量。

日 期	_月_日	_月_日	_月_日	_月_日	_月_日	_月_日	_月_日
	星期一	星期二	星期三	星期四	星期五	星期六	星期天
服药剂量							
INR							
饮食变化							
合并用药变化							
不良反应							

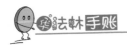

116. 消化道溃疡的患者服用华法林有什么注意事项?

- 消化道溃疡是导致消化道出血的高危因素之一，特别是同时需要服用华法林抗凝治疗的患者，会进一步增加消化道出血的风险。
- 存在消化道溃疡的患者应积极治疗，定期复查。
- 有必要的话，医师通常会开具胃黏膜保护剂，以降低华法林相关的严重上消化道出血的风险。

日期	_月_日 星期一	_月_日 星期二	_月_日 星期三	_月_日 星期四	_月_日 星期五	_月_日 星期六	_月_日 星期天
服药剂量							
INR							
饮食变化							
合并用药变化							
不良反应							

117. 血小板减少症患者能否服用华法林？

- 合并血小板减少症的患者，服用华法林可能增加出血风险。
- 对于存在血小板减少症的患者，应积极寻找病因，尽早去除或控制引起血小板减少的诱因。
- 血小板减少症患者发生活动性出血时，<u>应立</u>即停用华法林。

日 期	_月_日	_月_日	_月_日	_月_日	_月_日	_月_日	_月_日
	星期一	星期二	星期三	星期四	星期五	星期六	星期天
服药剂量							
INR							
饮食变化							
合并用药变化							
不良反应							

九 特殊临床情况

118. 什么是"桥接"?

对于服用华法林的患者而言，如果需要进行手术，考虑到华法林会增加手术的出血风险，需要针对围手术期华法林的停药进行管理。

通常情况下，需要暂时性地使用肝素或低分子肝素对患者进行"桥接"，它们的药效持续时间较华法林更短，从而最大限度地缩短了没有抗凝药覆盖的时间，可以尽量减少发生血栓的风险。

日期	_月_日 星期一	_月_日 星期二	_月_日 星期三	_月_日 星期四	_月_日 星期五	_月_日 星期六	_月_日 星期天
服药剂量							
INR							
饮食变化							
合并用药变化							
不良反应							

119. 服用华法林期间需要进行牙科手术，有什么注意事项？

- 服用华法林期间需要进行牙科操作或手术时，医师需要从血栓风险、出血风险方面评估是否需要调整或停用华法林。

- 通常情况下，华法林并不增加一般牙科操作的出血并发症，围手术期可以继续华法林治疗；若操作或手术的出血风险较高，医师会考虑术前 2 ～ 3 天停用华法林；若出血严重，局部止血无效，可给予维生素 K 注射液拮抗华法林的作用。

- 服用华法林期间需要进行牙科操作或手术的患者，应明确告知手术医师自己正在服用华法林，最终华法林的治疗方案应由口腔科和心内科 / 血管科医师综合判断，拔牙之后若需口服其他药物（如抗生素、止痛药）辅助治疗，应考虑到药物对华法林的影响，连续用药超过 3 天需监测 INR。

日 期	_月_日 星期一	_月_日 星期二	_月_日 星期三	_月_日 星期四	_月_日 星期五	_月_日 星期六	_月_日 星期天
服药剂量							
INR							
饮食变化							
合并用药变化							
不良反应							

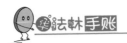
120. 服用华法林期间需要进行局部皮肤手术，有什么注意事项?

- 皮肤手术的出血风险受手术类型、切口深度、创面大小等因素影响。
- 通常情况下，小型的皮肤手术期间可以继续服用华法林。
- 患者应在手术前告知手术医师自己正在服用华法林，最终的华法林调整方案，应由手术医师综合评估后确定。

日期	_月_日	_月_日	_月_日	_月_日	_月_日	_月_日	_月_日
	星期一	星期二	星期三	星期四	星期五	星期六	星期天
服药剂量							
INR							
饮食变化							
合并用药变化							
不良反应							

121. 服用华法林期间需要进行眼科手术，有什么注意事项？

- 对于需要进行眼科手术的患者来说，华法林可能导致球后出血等并发症发生，但若停用华法林也可能使血栓风险增加。
- 通常情况下，对于中低出血风险手术（如白内障手术）的患者，围手术期可继续服用华法林。
- 对于血栓风险较高的患者，如人工机械瓣膜置换术后，可考虑在术前和术后使用短效抗凝药物过渡，或继续服用华法林，但保持低抗凝强度。
- 服用华法林的患者进行眼科手术时，应在术前告知医师自己正在服用华法林，眼科手术期间的抗凝方案应由眼科和相关专科的医师进行综合评估和制定。

日期	_月_日 星期一	_月_日 星期二	_月_日 星期三	_月_日 星期四	_月_日 星期五	_月_日 星期六	_月_日 星期天
服药剂量							
INR							
饮食变化							
合并用药变化							
不良反应							

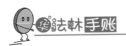

122. 服用华法林期间需要做胃肠镜检查，有什么注意事项？

- 胃肠镜检查是食管、胃、肠道疾病诊断的首选手段，也是早期食管、胃、肠道癌筛查的最佳方法。胃肠镜检查属于有创性操作，因此对于正在服用华法林的患者进行胃肠镜检查时，需要医师从继续服用抗凝药物的出血风险和停药的血栓风险两方面评估治疗方案。
- 患者应在进行消化内镜检查前告知医师自己正在服用华法林，治疗方案需要经过消化科和心内科 / 血管科医师综合评估后制定。

日 期	_月_日	_月_日	_月_日	_月_日	_月_日	_月_日	_月_日
	星期一	星期二	星期三	星期四	星期五	星期六	星期天
服药剂量							
INR							
饮食变化							
合并用药变化							
不良反应							

123. 服用华法林期间需要住院行外科手术，有什么注意事项？

- 外科手术前，医师会全面地评估手术的出血风险和停用华法林的血栓栓塞风险，判断是否需要停药、停药期间的桥接（见"桥接"问题）方案等。
- 服用华法林的患者进行外科手术前，应明确告知手术医师自己正在服用华法林，外科手术期间的抗凝治疗方案应由相关专科医师进行综合评估和制定。

日 期	_月_日	_月_日	_月_日	_月_日	_月_日	_月_日	_月_日
	星期一	星期二	星期三	星期四	星期五	星期六	星期天
服药剂量							
INR							
饮食变化							
合并用药变化							
不良反应							

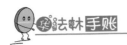

124. 服用华法林期间发生腹泻，是否会影响药效，应该如何处理？

- 在腹泻时，胃肠道环境的紊乱以及膳食摄入的减少均可能导致维生素 K 缺乏，而维生素 K 是合成某些凝血因子所必需的物质，因此导致凝血因子合成减少，所需要的华法林剂量也变少，若继续服用原剂量则会引起 INR 的升高。
- 腹泻有时需要服用的止泻药物（蒙脱石散、活性炭等）、抗菌药物（喹诺酮类、头孢三代等）等，也可能导致 INR 的波动。
- 腹泻期间，患者的华法林药效很容易受各种因素的影响而产生波动。如果患者发生腹泻，积极治疗腹泻的同时，应告知接诊医师自己正在服用华法林，并动态监测 INR 的波动情况，由医师或药师给出华法林的剂量调整建议。

日期	_月_日 星期一	_月_日 星期二	_月_日 星期三	_月_日 星期四	_月_日 星期五	_月_日 星期六	_月_日 星期天
服药剂量							
INR							
饮食变化							
合并用药变化							
不良反应							

125. 服用华法林期间发生呕吐，是否会影响药效，应该如何处理？

如果呕吐发生于服用华法林后 30 分钟内，可能因华法林尚未完全吸收，造成服药剂量不足。因此，对于服用华法林期间发生呕吐的患者，应注意在呕吐发生后 2 ～ 3 天动态监测 INR 水平，以指导华法林的剂量。

日 期	_月_日	_月_日	_月_日	_月_日	_月_日	_月_日	_月_日
	星期一	星期二	星期三	星期四	星期五	星期六	星期天
服药剂量							
INR							
饮食变化							
合并用药变化							
不良反应							

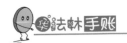

126. 服用华法林期间发热，是否会影响药效，应该如何处理？

- 发热的病理状态下，可能使维生素 K 依赖的凝血因子分解代谢增加，从而导致华法林的药效发生改变。
- 发热时饮食量的下降、饮食结构的改变，也有可能导致华法林药效的改变。
- 对于服用华法林期间发热的患者，除了对发热进行积极的处理和诊治之外，应重点关注发热治疗药物与华法林的相互作用是否会导致华法林的药效波动。发热时可能服用解热镇痛类药物（如对乙酰氨基酚、布洛芬、吲哚美辛）、抗菌药物（如喹诺酮类、头孢类、青霉素类）等，均有可能在 2 ～ 3 天对华法林的药效造成影响，导致 INR 的升高或降低。
- 服用华法林的患者在发热期间应注意每 2 ～ 3 天动态监测 INR 水平，请医师或药师指导华法林的剂量。

| 日期 | _月_日 | _月_日 | _月_日 | _月_日 | _月_日 | _月_日 | _月_日 |
	星期一	星期二	星期三	星期四	星期五	星期六	星期天
服药剂量							
INR							
饮食变化							
合并用药变化							
不良反应							

127. 华法林与直接口服抗凝药物之间如何转换？

华法林通过抑制维生素 K 依赖的 4 种凝血因子而发挥作用，除了华法林，还有一些口服抗凝药物直接抑制单一的凝血因子，称为非维生素 K 拮抗剂类口服抗凝剂（non-vitamink antagonist oral anticoagulants，NOACs），也叫作直接口服抗凝药。目前，我国获批上市的 NOACs 有直接凝血酶抑制剂达比加群、利伐沙班、阿哌沙班和艾多沙班，这类药物在临床上的使用越来越广泛。患者能否使用 NOACs，应由临床医师评估后再确定。

长期使用华法林的患者，如果需要从华法林转换为 NOACs，可首先检测目前的 INR 水平，若 INR ≤ 2，可停用华法林后立即启动 NOACs 治疗；若 INR > 2，则需要在停用华法林后，每 12～24 小时检测 1 次 INR，直至 INR ≤ 2 之后，可开始口服 NOACs。

当从 NOACs 转换为华法林时，启用华法林的同时需要继续使用 NOACs，直到 INR > 2，即停用 NOACs，然后继续监测 INR 水平 1～3 天，调整华法林剂量使 INR 稳定在目标范围内。

日期	_月_日 星期一	_月_日 星期二	_月_日 星期三	_月_日 星期四	_月_日 星期五	_月_日 星期六	_月_日 星期天
服药剂量							
INR							
饮食变化							
合并用药变化							
不良反应							

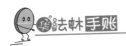

128. 华法林与低分子肝素之间如何转换?

低分子肝素是一类药物而不是一个药物,包括依诺肝素钠、那屈肝素钙、达肝素钠等。这类药物通常是皮下注射或静脉注射给药,与华法林相比,它们起效和失效更快,因此是围手术期华法林停药期间"桥接"抗凝的常用药物。

当从低分子肝素转换为华法林时,需要在停用低分子肝素前重叠使用华法林数天,华法林以常规剂量或患者原用剂量起始,在重叠使用华法林期间,每 12 ~ 24 小时监测 INR 至 INR 达到目标范围后,停用低分子肝素。

从华法林转换为低分子肝素时,首先需要检测目前的 INR 水平,若 INR ≤ 1.5,可停用华法林,之后立即启动低分子肝素治疗;若 INR > 1.5,则需要在停用华法林后,每 12 ~ 24 小时检测 1 次 INR,直至 INR ≤ 1.5 之后,可开始使用低分子肝素。

日期	_月_日 星期一	_月_日 星期二	_月_日 星期三	_月_日 星期四	_月_日 星期五	_月_日 星期六	_月_日 星期天
服药剂量							
INR							
饮食变化							
合并用药变化							
不良反应							

✚ 个体化治疗方案

129. 为什么有些患者需要服用很大剂量的华法林 INR 才能达到治疗范围，而有些患者服用很小的剂量 INR 就能达到治疗范围?

- 在 INR 目标范围相同的情况下，华法林的稳定剂量个体差异很大，不同患者间的剂量差异可达 5 ～ 20 倍，甚至更多。
- 造成这种个体差异的因素很多，如年龄、种族、体重、性别、合并用药、并发症以及遗传变异等均可能影响华法林的剂量。目前已有的研究结果认为，华法林的作用靶点和代谢酶的基因差异是造成华法林剂量个体差异的最主要的原因之一。
- 一部分华法林作用靶点基因突变的患者，通常所需的华法林日剂量高于一般人群，初始服用华法林时 INR 升高很慢。
- 少部分代谢酶基因突变的患者，通常所需的华法林日剂量低于一般人群，在刚开始服用华法林时 INR 升高得很快。

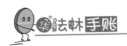

130. 有必要做华法林的基因检测吗？

在初始服用华法林阶段，华法林相关的基因信息能够使 INR 更快达到目标范围，降低出血和血栓栓塞事件的发生风险，但检测费用较高，因此不建议作为常规检测。

对于初始服用较小剂量华法林仍出现 INR 过高，或是服用较大剂量华法林 INR 仍较低的患者，基因检测能够帮助医务人员了解其服用华法林时的稳定剂量范围，从而使 INR 更快达到并维持在目标范围，降低不良事件的发生风险。

日期	_月_日	_月_日	_月_日	_月_日	_月_日	_月_日	_月_日
	星期一	星期二	星期三	星期四	星期五	星期六	星期天
服药剂量							
INR							
饮食变化							
合并用药变化							
不良反应							

附录 华法林用药指导

华法林用于血栓形成风险增加的患者，您需要明确您是因为何种疾病需要服用华法林，并向医师／药师询问您的凝血指标 PT、INR 应该控制在什么范围。

1. 当您服用华法林（血液稀释剂）时

用药指导	1. 每天固定在下午或晚上的同一时间服药，可通过闹钟提醒。按照医嘱准确服药，请勿自行调整剂量、漏服或多服。 2. 按照医师要求的频率定期查血，携带查血结果于抗凝门诊调整用药。 3. 就诊时携带华法林监测表格，根据就诊情况准确填写当天日期、INR、调整后的剂量、医师和药师交代的注意事项，以及下次查血的时间。 4. 有下列情况应在就诊时告知医师／药师： （1）购买的华法林不是同一厂家； （2）近期疾病状态变化（呕吐或腹泻超过 1 天、肝肾功能异常、甲状腺功能异常、心衰加重等）、合并用药（加用或停用某种／某些药物）发生变化； （3）如果准备行有创性检查或手术，应提前告知医师自己正在服用华法林。
漏服	1. 如果当天发现漏服，想起时应尽快补服； 2. 如果第 2 天想起漏服，跳过漏服的剂量，当天仍服当天的药量； 3. 如果连续漏服≥2 天，应告知您的医师／药师。

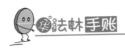

（续表）

饮食指导	**基本原则：保持稳定的饮食习惯和运动规律。** 1. 维生素 K 可拮抗华法林的作用，每日摄入的富含维生素 K 的食物（绿叶蔬菜）应均衡，摄入量不要发生大的变动。例如，可以计划每天只食用一小盘，如果您喜欢且经常吃这些食物，可以吃的更多一些，但食用量应保持恒定； 2. 适量食用柚子、蔓越莓、杧果、木瓜、石榴，这些水果可增强华法林的作用； 3. 服用营养品（复合维生素、奶粉、蛋白粉）时尽量选择不含维生素 K 的制剂； 4. 限制饮酒，突然饮酒或改变日常的饮酒习惯会影响华法林的药效。
合并用药	很多药物有可能与华法林发生相互作用，请不要自行随便开始或停止服用西药、中成药、草药、营养补充剂。通常在开始服用或停止使用其他药物 3～5 天后，应检测 PT、INR，以便及时应对可能发生的药物相互作用。
生活指导	服用华法林可能有出血倾向，建议使用软毛牙刷、上蜡的牙线、电动剃须刀； 尽量避免使用牙签，小心使用指甲刀，使用利器时应小心； 减少跌倒风险（例如爬梯子）； 尽量避免可能引起损伤的活动和运动，较安全的活动是游泳和散步。
INR 异常和出血的处理	1. 如果 INR＞3，停服华法林直到 INR 降至目标范围； 2. 如果 INR＞4.5，建议急诊处理； 3. 轻微出血可至医院检测 INR 是否过高；严重出血建议立即急诊处理； 4. 跌倒可能引起皮下出血。如果跌倒严重或有头部外伤，即使未看到出血，也应立即到医院检查。
妊娠／哺乳期的安全性	1. 怀孕期间服用华法林可能引起胎儿出血或畸形，建议在妇产科和心内科医师的指导下调整药物或剂量； 2. 哺乳期安全可服用，但应让儿科医师知晓并进行适当监护。

2. 出血不良反应

华法林服用太少（INR 低于目标低限）可能达不到预防 / 治疗血栓的作用，太多（INR 高于目标高限）可能导致出血，因此要定期查血，将 INR 维持在目标范围（目标范围是根据病种和个体栓塞出血风险而定），但不代表在此范围绝对安全，由于个体差异即使服用合适 / 正确的剂量也有轻微出血发生的可能。

轻微出血	严重出血
无诱因的或易于发生的皮肤黏膜淤伤 轻微的牙龈出血或鼻出血 月经量大 / 时间长	大范围淤伤 频繁的鼻出血或 7 分钟之内不能止血的鼻出血 咯血 红色或咖啡色呕吐物 红色或黑色便 红色或褐色尿

3. 可能与华法林有相互作用的药物、食物、营养品、中草药

	增强华法林作用	减弱华法林作用
药物	**1. 抗菌药物：** 红霉素、克拉霉素、环丙沙星、诺氟沙星、氧氟沙星、左氧氟沙星、莫西沙星、氟康唑、伏立康唑、口服 / 外用咪康唑、甲硝唑、复方新诺明 **2. 非甾体抗炎药物：** 阿司匹林、布洛芬、双氯芬酸钠、吲哚美辛、塞来昔布 **3. 抗心律失常药物：** 胺碘酮	巴比妥类利福平卡马西平

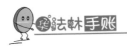
（续表）

	增强华法林作用	减弱华法林作用
药物	4. 降脂药物： 非诺贝特、苯扎贝特 5. 降尿酸药物： 苯溴马隆	

建议：与华法林有相互作用的药物并非不能服用，但开始服用或停用这类药物 3～5 天后，调整华法林的剂量，以避免 INR 波动、增加不良事件的发生风险。

	增强华法林作用	减弱华法林作用
食物	蔓越莓、葡萄柚、石榴、杧果	大量绿叶蔬菜，如西兰花、韭菜、菠菜、白菜、卷心菜、青椒、甘蓝，以及牛油果

建议：增强华法林作用的食物应适量食用，一次不要吃太多；减弱华法林作用的食物因富含维生素 K，建议均衡食用，进食量不要波动太大。

	增强华法林作用	减弱华法林作用
营养品	鱼油	含有维生素 K 的维生素制剂或奶粉

建议：如果长期服用可能与华法林相互作用的营养品，可在开始或停用营养品时根据 INR 调整华法林的剂量。

	增强华法林作用	减弱华法林作用
中草药	党参、当归、枸杞、甘草、银杏、甘菊、生姜、大蒜	人参及其制剂、圣约翰草

血栓栓塞性疾病会显著影响生活质量，华法林在预防和治疗这方面疾病的疗效确切，可通过 INR 监测有效性和安全性，出血时可使用维生素 K 拮抗其作用，关键在于安全服药、定期监测。